Docteur Serge Rafal

Guide

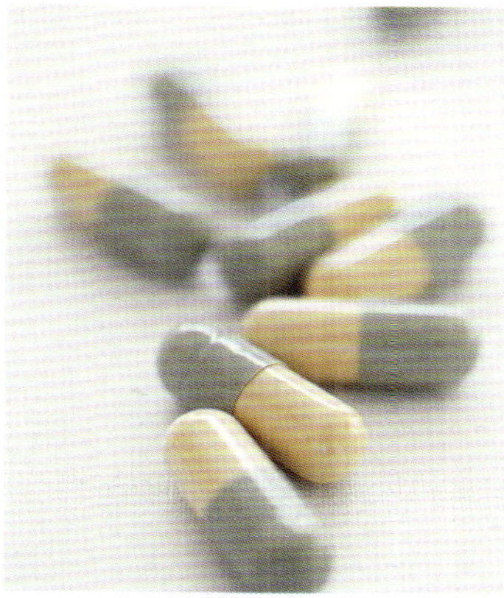

des vitamines et oligo-éléments

• MARABOUT •

Photographies : © Akiko Ida.

Sommaire

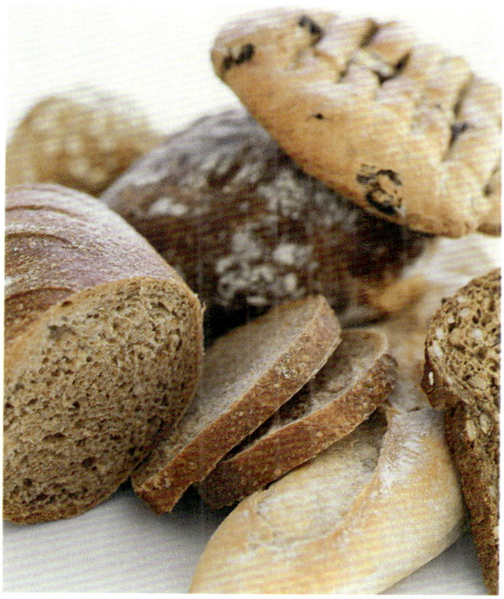

INTRODUCTION

La table est tout à la fois un symbole de partage, de convivialité, de richesse, même dans les pays les plus pauvres du monde. L'alimentation tient en effet une place primordiale dans nos sociétés, quels que soient la culture, le mode de vie, les traditions ou les moyens. Elle est en même temps la pire et la meilleure des choses puisque neuf habitants de la planète sur dix meurent de faim ou des conséquences de la dénutrition pendant que le dixième lutte contre la suralimentation et ses méfaits. On sait depuis peu qu'elle constitue un facteur de prévention essentiel des maladies lorsqu'elle est variée, équilibrée et bien choisie.

Une prise de conscience s'est ainsi opérée très progressivement dans l'esprit du public, marquée par l'émergence de «nouveaux consommateurs» plus avertis, plus exigeants, plus responsables, qui mangent moins et mieux, s'inquiètent du contenu de leur assiette, délaissent ou écartent les aliments réputés nocifs, recherchent les produits-santé comme en témoignent le développement des rayons diététiques dans les grandes surfaces et la vogue croissante du «bio», des céréales enrichies en minéraux, des laits et laitages additionnés en minéraux, des yaourts concentrés en probiotiques (bifidus actif...). Les Américains se sont faits les superchampions d'une supplémentation anarchique et forcenée en vitamines, les Français longtemps réticents ont progressivement admis la nécessité d'une complémentation plus rationnelle.

Mieux choisir son alimentation, comprendre les avantages et la nécessité d'une supplémentation, dégager ses bienfaits, préciser ses inconvénients voire ses dangers pour la santé, privilégier un certain type d'aliments face à telle ou telle maladie, maîtriser l'utilisation pratique des vitamines, minéraux, oligo-éléments et de certains aliments-santé, tels sont les véritables objectifs de ce livre.

DE L'IMPORTANCE DE BIEN SE NOURRIR

Nous trouvons, dans les aliments absorbés chaque jour, le «carburant» qui permet à l'organisme de fonctionner et influence directement l'état de santé. La forme, le bien-être, la vitalité, la longévité... voire la quasi-totalité des maladies trouvent dans des erreurs alimentaires une partie ou l'entière explication de leur survenue. La prévention et le traitement de la plupart des maladies justifient un choix judicieux des aliments, une attention vigilante de la quantité et la qualité de nos repas, leur concentration en sucres, graisses et protéines mais aussi et surtout leur contenu en minéraux et vitamines. Nous pouvons, les preuves scientifiques sont à présent indiscutables, réduire la fréquence des maladies cardio-vasculaires et du cancer en mangeant plus de fruits, de fibres, de poisson, en buvant un peu de vin chaque jour, en consommant de l'huile d'olive, en évitant certains modes de préparation (fritures, saumures...), en privilégiant la cuisson à la vapeur.

Le régime crétois ouvre une voie royale dans la prévention réalisée au moyen de l'alimentation. La cuisine du terroir dont sont redécouvertes les vertus, la singularité du «french paradox» confirment le bien-fondé du «manger à la française» qui fait l'objet d'études scientifiques régulières.

L'affaire de la vache folle, en amplifiant les inquiétudes vis-à-vis de la viande en particulier et de l'alimentation en général, a rendu les consommateurs encore plus méfiants et exigeants sur le contenu de leur assiette et les apports en vitamines et minéraux.

LA RECHERCHE D'UNE ALIMENTATION PLUS RATIONNELLE

Les repas ont trop longtemps apporté trop de calories, trop de sucres, trop de graisses. Ils ont trop longtemps fait appel à des aliments mal choisis, mal équilibrés, ont dramatiquement

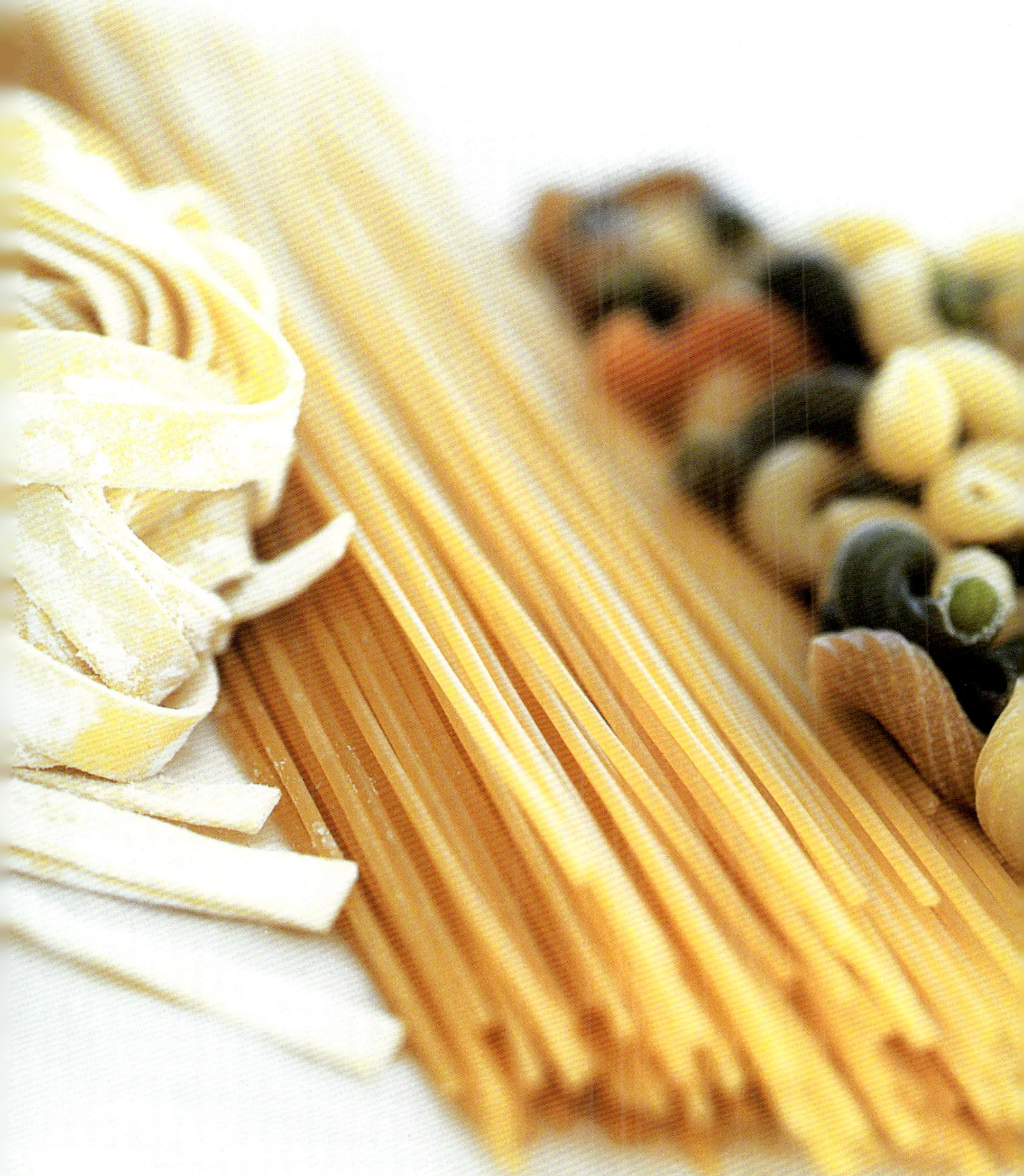

Chaque époque est caractérisée par les rapports qu'elle entretient avec la nourriture. Notre pays n'a pas échappé à la règle et a vu se succéder plusieurs périodes fort différentes pour arriver aux années 1990 qui ont affirmé le concept d'alimentation-santé, élément essentiel de réduction du risque cardio-vasculaire et du cancer, les deux «serial-killers» de nos sociétés occidentales.

délaissé des aliments traditionnels bénéfiques tels le pain complet, les céréales, les légumes, les fruits... Fort heureusement, le public a pris conscience très progressivement de la nécessité d'une alimentation plus rationnelle, mais ce phénomène, s'il est indiscutable et irréversible, n'en reste pas moins pour le moment encore trop isolé.

Nous continuons actuellement à manger :
TROP de graisses saturées.
TROP de sucres rapides.
TROP de laitages.
TROP de substances toxiques (additifs, médicaments, liées au mode de cuisson...).
TROP de sodas et autres boissons sucrées industrielles.
PAS ASSEZ de sucres lents (pâtes, riz...).
PAS ASSEZ de fruits.
PAS ASSEZ de légumes.
PAS ASSEZ de fibres (céréales complètes, lentille, noisette, noix, poireau, pois, pomme, pruneau...).
PAS ASSEZ de poisson gras.
PAS ASSEZ d'huiles d'olive et de colza.
PAS ASSEZ de vitamines.
PAS ASSEZ d'oligo-éléments.

Cette situation est franchement catastrophique si ne s'opère pas rapidement un changement plus radical des habitudes alimentaires. Mais nous sommes tout à fait conscients que certains comportements sont difficiles à adopter ou à modifier car interviennent de façon prépondérante l'éducation, les idées reçues, la tradition... qui ne vont pas toujours de pair avec le rationnel et le bon sens. Cet ouvrage va vous faciliter le choix d'une véritable alimentation-santé, indispensable au bien-être, à la forme, à la santé, et à la prévention des maladies graves, tout en reconnaissant que composer ses repas dans la seule optique santé est parfois une tâche rude que nous allons vous simplifier. Nous allons donc vous convaincre du bien-fondé de cette démarche puis nous vous aiderons à sa mise en œuvre.

BIEN CHOISIR SON ALIMENTATION, CONDITION NÉCESSAIRE MAIS INSUFFISANTE

Il vous est indispensable de veiller attentivement à la composition de vos repas et au choix des aliments, tout en sachant que cela s'avère le plus souvent insuffisant pour apporter la quantité de minéraux et de vitamines indispensables à un fonctionnement optimum de l'organisme. De nombreux facteurs interviennent pour que l'alimentation n'apporte pas de façon suffisante l'ensemble de ces nutriments, ce qui serait pourtant indispensable :
- La diminution du temps de travail, la mécanisation de nombreuses fonctions ou postes de travail, le développement de l'électroménager, la généralisation des moyens de transport et des ascenseurs... entraînent une diminution très nette des dépenses énergétiques avec pour conséquence immédiate une réduction spontanée de la ration énergétique et donc de l'apport en micronutriments.
- Le stress, la pollution extérieure, domestique ou alimentaire, le tabac, l'alcool, l'abus de médicaments accroissent ces besoins ou augmentent la charge de travail au niveau des cellules tout comme le font certaines circonstances particulières telles la période de croissance, la grossesse, le surmenage, le sport intensif, le vieillissement...
- Les cultures intensives, la cueillette avant maturité, les traitements divers, l'emploi d'engrais et de pesticides, le blutage des céréales, l'irradiation des fruits pour les conserver réduisent également les apports en vitamines et minéraux.
- L'alimentation industrielle avec le traitement des aliments dans les usines (pasteurisation, ionisation, écrémage, épluchage, affinage...) fait disparaître certaines substances essentielles comme les vitamines et ajoute des substances néfastes comme les radicaux libres (voir page 118).
- L'emploi de divers stabilisateurs, le recours à des chaînes de froid très longues, ont également des conséquences négatives sur les apports de ces éléments essentiels à la santé et à la vie.

- Le mode de cuisson des aliments intervient enfin également pour détruire certaines vitamines sensibles à la chaleur.
Dans un pays d'abondance, de bonne chère, de tradition agricole comme la France, une alimentation même variée et équilibrée ne suffit pas à apporter à l'organisme les quantités recommandées de toutes les vitamines et minéraux, ce qui justifie la supplémentation que nous allons vous aider à réaliser.

DE LA DIÉTÉTIQUE À LA NUTRITHÉRAPIE

La médecine des vitamines a très longtemps fonctionné en terme de carences qu'il convenait de corriger : la vitamine A pour traiter certaines affections oculaires, la vitamine B1 pour le béribéri, la vitamine C pour le scorbut... Le rôle fondamental des vitamines ou des oligo-éléments dans l'équilibre biologique était inconnu ou sous-estimé, alors qu'on sait à présent qu'ils interviennent dans un grand nombre de réactions très importantes pour l'organisme. La découverte des radicaux libres et des antioxydants marque déjà une nouvelle approche de leur utilisation en matière de prévention et de traitement des maladies cardio-vasculaires, du cancer, des terrains déficients, du vieillissement... Les micronutriments (vitamines, minéraux, acides aminés, acides gras essentiels) dont on saisit mieux le rôle et l'importance considérable prennent un nouveau départ... mais les chiffres restent modestes puisque chaque Français ne consomme pour le moment qu'une boîte de vitamines par an, ce qui est notoirement insuffisant. La nutrithérapie, méthode de soins basée sur des conseils alimentaires précis et une supplémentation judicieuse, constitue un élément majeur de notre santé. Elle tend à supplanter l'oligothérapie à doses très faibles que nous connaissions. Elle permet d'optimiser la forme, de garder ou de restaurer son capital-santé, de prévenir de nombreuses maladies, de vivre mieux et plus longtemps. Nous vivons actuellement une approche véritablement nutritionnelle de la maladie : il n'existe quasiment aucune situation pathologique où des recommandations alimentaires fort simples n'interviennent au moins partiellement pour soutenir le patient, renforcer ses systèmes de défense, faciliter ses capacités de récupération. La notion d'aliment-médicament («alicament» pour certains) s'impose de plus en plus et avec force : elle n'est pas seulement une subtilité sémantique mais correspond à une réalité tangible que nous allons vous permettre d'appréhender plus facilement.

UNE VÉRITABLE MÉDECINE DE TERRAIN EN 12 POINTS

Les objectifs de ce livre sont simples et ambitieux puisque nous souhaitons :

- Répondre aux questions que vous vous posez sur votre alimentation.
- Vous informer sur les conséquences qu'elle peut avoir sur votre santé.
- Vous sensibiliser à l'intérêt voire à la nécessité des compléments alimentaires à la fois à court et à plus long terme.
- Vous prodiguer des conseils pour optimiser votre bien-être et rester en bonne santé, vous aider à garder ou retrouver la forme physique et intellectuelle, vous mettre en garde contre les erreurs les plus souvent commises.
- Vous aider à diminuer la fréquence ou la gravité des épisodes infectieux à répétition, raccourcir les épisodes éventuels qui pourraient néanmoins survenir, augmenter votre résistance en renforçant votre «terrain».
- Vous éviter ou vous permettre de guérir plus facilement des maladies cardio-vasculaires voire même du cancer.
- Vous permettre d'utiliser, dans les meilleures conditions d'efficacité et de sécurité, les vitamines et oligo-éléments en dégageant leur place dans une approche simple et moderne de la nutrition et de sa supplémentation, ce qu'on pourrait dénommer une «suppl-alimentation» intelligente, rationnelle, utile et tout à fait indispensable.
- Vous proposer des protocoles thérapeu-

tiques naturels précis facilement applicables pour vous éviter les maladies les plus fréquentes ou mieux vous défendre contre elles.

■ Vous rendre plus vigilant dans le choix, la surveillance et la supplémentation, à la fois en quantité, variété et qualité, du ou des meilleurs produits adaptés à chaque situation particulière.

■ Vous aider à identifier vos produits, comprendre leur composition, les choisir sur des considérations médicales indiscutables.

■ Vous protéger contre les effets néfastes de la pollution agro-alimentaire et de certains médicaments toxiques.

■ Prévenir le vieillissement ou en minimiser les conséquences...

DES CONSEILS PLUS QUE DES ORDRES

Nous avons souhaité, en rédigeant ce livre, partager avec vous les connaissances les plus récentes sur les micronutriments, leur rôle dans la prévention et le maintien de la santé. Les conseils prodigués ici n'ont d'autre but que de vous aider à mieux comprendre les avantages d'une alimentation variée et équilibrée, et à bien choisir votre supplémentation et votre complémentation.

Cet ouvrage n'est ni un guide exhaustif, ni une encyclopédie, ni un recueil d'ordonnances. Il est conçu plutôt comme un ensemble de recommandations que vous devez et allez mettre en œuvre dans ses grandes lignes. Les conseils ne prendront de valeur absolue qu'après validation par votre médecin traitant qui vous connaît bien et vous suit.

Les doses préconisées ne sont qu'indicatives, générales et ne tiennent par conséquent pas compte de votre état de santé actuel, vos antécédents, les traitements que vous prenez, votre statut nutritionnel, vos besoins propres, vos objectifs, les activités que vous exercez, le climat émotionnel dans lequel vous évoluez ou que vous subissez....

Le choix de certains médicaments est arbitraire, d'autres produits d'action similaire, de composition voisine ou identique auraient parfaitement pu être conseillés : nous avons simplement laissé parler nos habitudes de prescription. Certains de ces médicaments peuvent à tout moment être retirés du commerce ou modifiés dans leur présentation ; nous vous renvoyons dans ce cas à votre pharmacien qui vous proposera un équivalent, vous précisera la nouvelle posologie.

Les médicaments conseillés sont habituellement faciles à manier, sans effets secondaires, sans risques surtout pour ce qui concerne les oligo-éléments. Vous devez par contre vous méfier de certaines vitamines, nous vous le préciserons dans les chapitres correspondants.

L'ouvrage est destiné à une automédication raisonnable : en cas de doute ou de non-réponse rapide au traitement, nous vous demandons de consulter sans tarder. Un diagnostic médical doit toujours être posé, aussi exact et précis que possible, confirmé parfois par des examens complémentaires. La décision de vous traiter uniquement par les vitamines et les oligo-éléments doit être mûrement réfléchie, seul votre médecin peut la prendre en toute sécurité... pour vous.

LE COÛT DU TRAITEMENT

La plupart des médicaments, spécialités ou produits que nous prescrivons quotidiennement et que nous préconisons dans cet ouvrage ne sont pas, guère ou plus remboursés. Nous en sommes conscients et ne pouvons que le déplorer, d'autant que les traitements préconisés ou requis peuvent parfois se poursuivre sur plusieurs mois. L'objectif des pouvoirs publics de réduire encore les dépenses de santé ne laisse pourtant planer aucun doute : tous ces médicaments, même les rares oligo-éléments qui sont encore actuellement remboursés (cuivre, magnésium...) sont considérés comme des produits de confort (terme consacré) ou classés parmi les suppléments alimentaires, et vont probablement tous se trouver à terme hors remboursement. Nous comprenons les difficultés ou le sacrifice qu'impose le choix des «médecines naturelles», mais nous sommes persuadés que le jeu en vaut la chandelle.

L'étude de référence réalisée sur la population du Val-de-Marne, reflet probable de la situation à l'échelle nationale, confirme que beaucoup de personnes en bonne santé apparente possèdent un statut minéral et vitaminique inférieur aux normes admises : 90 % des enfants et des femmes reçoivent des apports insuffisants en fer et en calcium, 40 % des femmes consomment moins de 2/3 des apports recommandés en vitamines B6 et B9, en cuivre, zinc et magnésium, 20 % des personnes ne reçoivent pas assez de vitamines B, C, A, E, de zinc ni de sélénium, près de 100 % des personnes âgées présentent un déficit en vitamine D... Ces carences multiples ne sont probablement pas sans incidences sur la santé.

melon

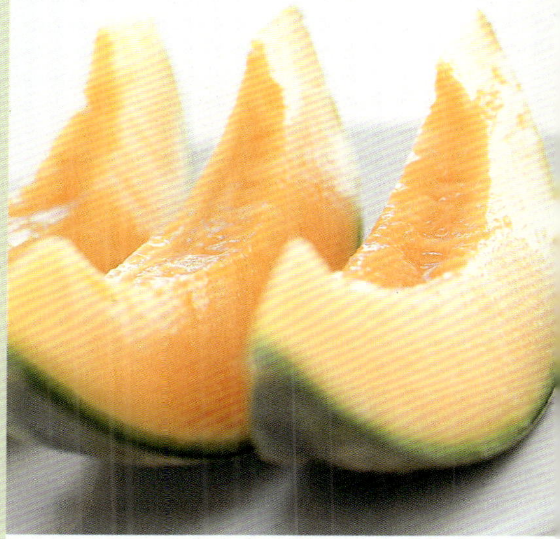

mangue

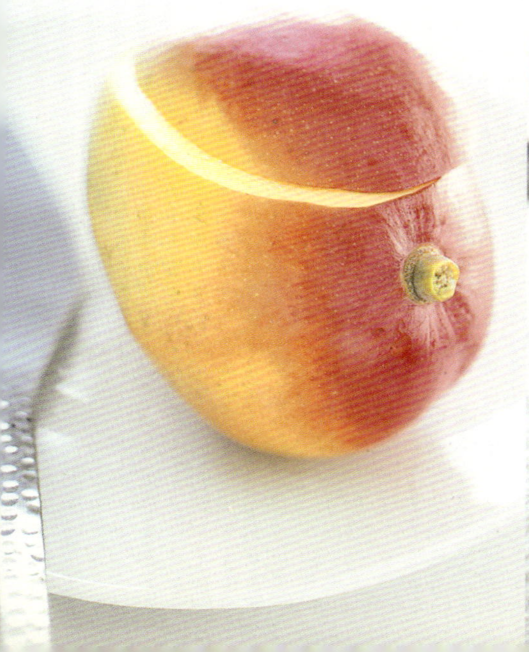

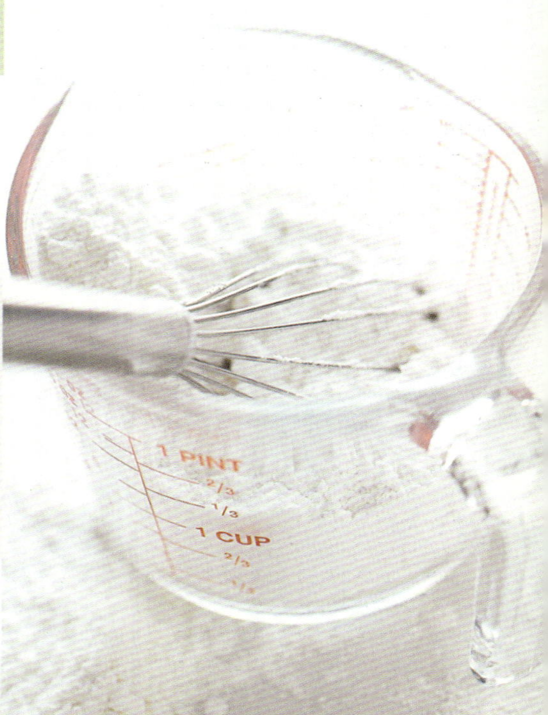

farine de blé

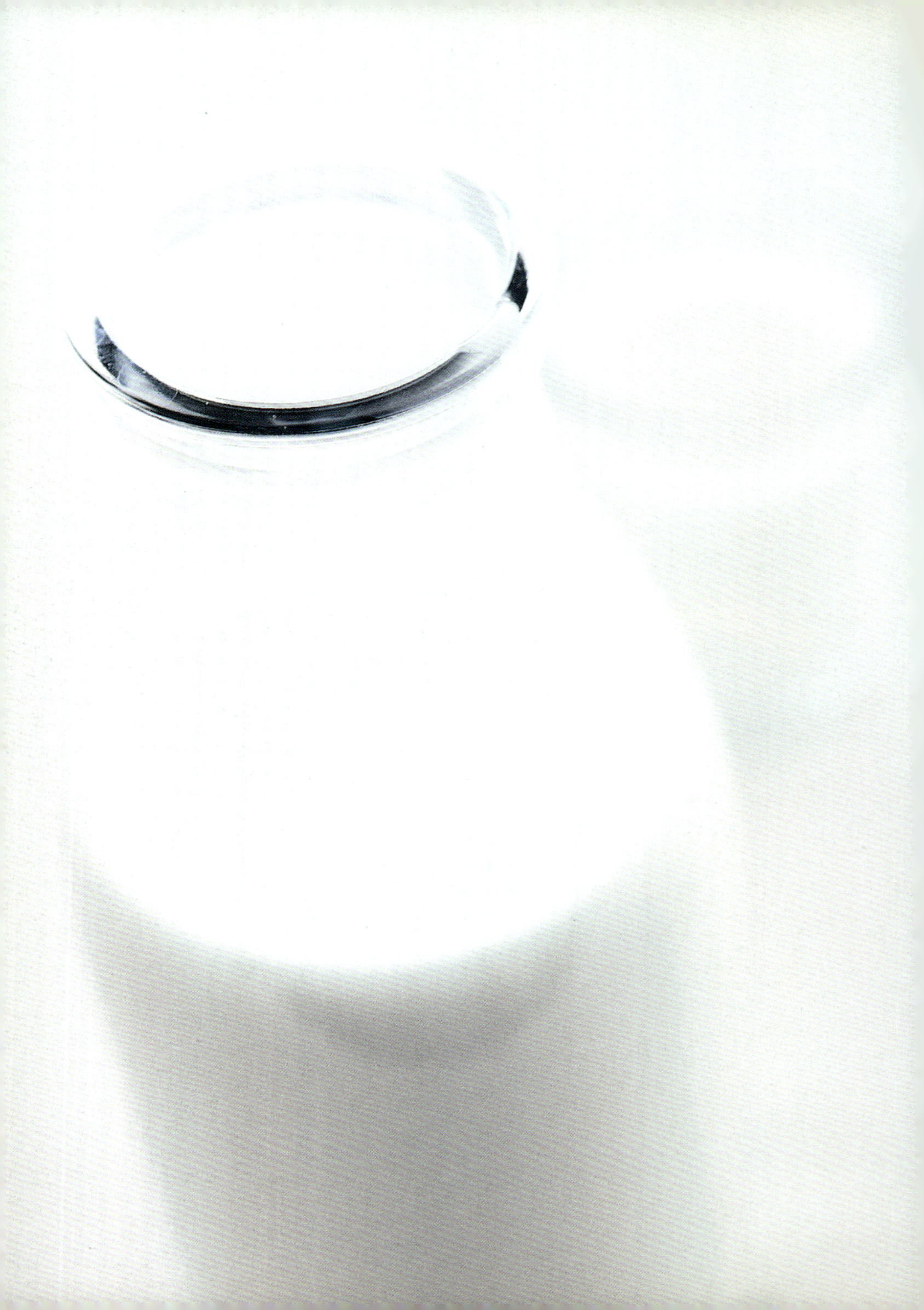

les oligo-éléments

SUBSTANCES MINÉRALES INERTES, PRÉSENTES EN PETITES QUANTITÉS, LES OLIGO-ÉLÉMENTS SONT INDISPENSABLES À LA VIE EN INTERVENANT DANS DE NOMBREUSES RÉACTIONS CHIMIQUES ESSENTIELLES.

L'oligothérapie repose sur la prescription d'oligo-éléments, substances minérales inertes, présentes en petites quantités (du grec *oligos* : peu), indispensables à la vie, non synthétisées par l'organisme, de source obligatoirement alimentaire, qui interviennent dans de nombreuses réactions chimiques, favorisent les échanges tissulaires et dynamisent les réactions de défense.
Comme les vitamines, ces micronutriments contribuent, sous un apport alimentaire globalement faible, au maintien de la santé qui dépend bien sûr de leur présence mais également de leur équilibre ; leur accumulation ou leur diminution perturbe le fonctionnement de l'organisme et permet à la maladie de s'installer.
La carence, plutôt d'ailleurs une subcarence, fréquente dans les pays industrialisés, provient le plus souvent : d'un apport alimentaire insuffisant en raison d'une malnutrition, d'un régime végétarien, d'un régime trop restrictif (surtout en protéines), des modes de culture (avec de nombreux engrais), de raffinage, de conservation, de cuisson... ; de l'accroissement des besoins : croissance, surmenage, grossesse, sport, traumatisme, chirurgie, stress psychologique, âge... ; d'une augmentation des pertes : jeûne, brûlures étendues, sudation importante...

CLASSIFICATION

Les scientifiques classent les éléments minéraux constituants des êtres vivants en trois grands groupes qui dépendent de leur importance relative dans l'organisme ; les deux premiers représentent à eux seuls les 99 % du corps humain.

- Les éléments de constitution de la matière vivante tels azote, carbone, hydrogène, oxygène sont présents massivement.
- Les minéraux retrouvés en quantités relativement importantes sont considérés comme des «macro-éléments» : calcium, chlore, magnésium, phosphore, potassium, sodium, soufre ; leur teneur s'exprime en grammes ; des apports supérieurs à 100 mg chaque jour sont nécessaires au maintien de la vie.
- Viennent ensuite les éléments-traces présents en faibles quantités dans l'alimentation et dont le corps ne réclame que des doses infimes : ce sont chrome, cuivre, fer, fluor, iode, manganèse, sélénium, zinc... pour ne citer que les plus importants ; leur teneur varie entre quelques dizaines de mg pour les plus abondants (fer, zinc) à quelques mg ou fractions de mg pour les moins abondants (chrome, sélénium).

Trente éléments environ sont capables de jouer un rôle biologique dans l'organisme, une quinzaine d'entre eux considérés comme essentiels entraînent des signes fonctionnels de carence susceptibles d'être corrigés par un apport spécifique, ce qui ne les empêche d'ailleurs pas de présenter une toxicité manifeste à dose pondérale : chrome, cobalt, cuivre, fer, fluor, iode, zinc... ; d'autres comme aluminium, argent, lithium, or... sont seulement utiles.
Les déficits en oligo-éléments peuvent non seulement être responsables d'une baisse de forme avec fatigue, vulnérabilité au stress, diminution de la concentration et des facultés intellectuelles, altération de la peau et des phanères, vieillissement prématuré..., diminution des défenses immunitaires, risque plus grand d'ostéoporose, mais aussi d'une augmentation importante du risque cardio-vasculaire et des cancers, les deux grands fléaux des sociétés occidentales.
Une alimentation équilibrée et variée apporte normalement à l'organisme tout ce dont il a besoin pour sa construction, son fonctionnement et son maintien en bonne santé : il est rare d'observer dans les pays développés des carences pures et profondes aboutissant à

un tableau clinique stéréotypé ; les carences modérées et les subcarences sont par contre beaucoup plus fréquentes : il suffit de constater quotidiennement l'efficacité chez de nombreux patients de la prescription du seul magnésium.

Le terme d'oligothérapie regroupe plusieurs thérapeutiques ou démarches théoriques différentes :

- L'oligothérapie traditionnelle ou réactionnelle (catalytique) de Ménétrier repose sur l'apport de faibles doses d'oligo-éléments à des malades pour corriger le «terrain» cher aux homéopathes.
- La nutrithérapie, très en vogue actuellement, consiste à apporter des compléments nutritionnels variés pour traiter et prévenir les carences et leurs conséquences.
- L'emploi enfin d'oligo-éléments à doses plus importantes (dans certaines limites toutefois) à la recherche d'une activité bénéfique totalement dissociable de leurs effets nutritionnels.

Ces différentes conceptions du traitement par les éléments minéraux ne contribuent pas à simplifier leur utilisation par le praticien et pour le patient : les posologies à administrer ainsi que les associations à recommander sont encore en pleine évolution (avec des fluctuations considérables autour des besoins physiologiques) mais on constate une tendance actuelle à l'augmentation générale des doses pour couvrir à la fois carences et besoins, alors que les doses «catalytiques» suffisaient naguère...

LES QUATRE MACRO-ÉLÉMENTS

Rappelons ici les deux principales caractéristiques d'un macro-élément :

- Il est présent en quantités relativement importantes dans l'organisme avec une teneur qui s'exprime en grammes.
- Des apports supérieurs à 100 mg par jour sont nécessaires au maintien de la vie.

LE CALCIUM

Essentiel et majeur puisqu'il intervient aussi bien sur les os, les muscles, le système nerveux, que sur la coagulation sanguine.

Rôle

Il intervient sur de nombreuses fonctions physiologiques : il est un des éléments constitutifs du squelette dont il assure la croissance, la solidité, le renouvellement, ce qui prouve déjà son importance, mais il joue également un rôle majeur sur l'excitabilité neuromusculaire et la coagulation sanguine ; son métabolisme est très lié à celui du phosphore.

Métabolisme

La quantité de calcium du sang ou calcémie résulte des entrées dans l'intestin grêle, des mécanismes de sa fixation et de sa libération par l'os, des pertes par les urines, mais le dosage dans le sang est un indicateur imparfait pour le diagnostic de carence, puisque par exemple l'ostéoporose qui peut se définir par une diminution importante du contenu en calcium de l'os ne modifie pas les chiffres de la calcémie ; la régulation est effectuée grâce à l'action conjuguée de la parathormone sécrétée par les glandes parathyroïdes et de la vitamine D : lorsque la calcémie baisse, cette hormone libère du calcium de l'os pour maintenir ou ramener les chiffres sanguins à la normale.

Sources

L'essentiel des besoins est assuré par les fromages et laitages (1,2 g par litre de lait, 200 mg par yaourt) et l'eau de boisson (Talians ++, Contrexéville, Hépar, Vittel) qui peuvent largement couvrir les besoins ; on le trouve également dans le cacao, le chocolat, les farines complètes, les flocons d'avoine, les légumes (champignon, endive, haricot blanc...) et principalement les légumes verts (brocoli, chou chinois et chou de Bruxelles, cresson, épinard, haricot vert, persil, poireau...), les fruits secs (amande, cacahuète, datte, figue, noisette, noix...), les œufs, le poisson (crevette, sardine entière, saumon...).

Apport de calcium des produits laitiers

Lait demi-écrémé (1/4 de litre) : 370 mg
Portion d'emmenthal (25 g) : 300 mg
Portion de gruyère : 250 mg
Portion de reblochon : 200-250 mg
Portion de gouda (25 g), comté : 225 mg
Pot de yaourt : 160-190 mg
Portion de st-nectaire : 150 mg
Portion de fromage blanc : 100 mg
Portion de camembert : 100 mg
Pot de petits-suisses : 60 mg
Portion de brie : 30-50 mg
Portion de chèvre : 30-50 mg

Le calcium des eaux minérales plates

Talians : 596 mg par litre
Hépar : 555 mg par litre
Contrex : 486 mg par litre
Vittel : 202 mg par litre
Évian : 78 mg par litre
Valvert : 67 mg par litre
Volvic : 10 mg par litre

Le calcium des eaux minérales gazeuses

Salvétat : 253 mg par litre
Quézac : 241 mg par litre
Badoit : 190 mg par litre
Perrier : 147 mg par litre
Vichy Célestins : 103 mg par litre
Vichy Ste-Yorre : 90 mg par litre

Apport de calcium de quelques aliments

Sardine (100 g) : 330 mg
Amande (100 g) : 230 mg
Cresson (100 g) :180 mg
Figue (100 g) : 125 mg
Brocoli (100 g) : 100 mg
Noix (100 g) : 100 mg

Besoins

Ils se situent autour de 800 mg pour un adulte, 500 mg pour un nourrisson, 1,2 gramme par jour pour un adolescent ou une femme ménopausée, 1,5 gramme pour une personne âgée. Il est loin d'être présent en quantité suffisante dans notre alimentation habituelle qui en fournit entre 50 et 600 mg pour différentes raisons : soucis de régime, intolérance au lactose, prise de médicaments (traitement pour faire baisser le cholestérol par exemple) ; il semble préférable de l'apporter au dîner.

Carence

Elle est fréquente puisqu'elle touche quatre hommes sur dix et près de deux tiers des femmes. Elle est due le plus souvent à un manque d'apport de calcium ou un déficit en vitamine D ; elle entraîne des symptômes d'hyperexcitabilité neuromusculaire comme des fourmillements ou des contractures musculaires lors des carences modérées ou bien un rachitisme, un retard de croissance, voire de l'ostéoporose lors des carences plus importantes.

Beaucoup d'interrogations persistent quant à l'utilisation du calcium dans l'ostéoporose :
- les os du radius restent très indifférents à son apport ;
- le fémur et le bassin y sont très sensibles ;
- toutes les femmes ménopausées ne réagissent pas de la même façon ;
- les femmes sous T.H.S. (Traitement Hormonal Substitutif) réagissent mieux.

Excès

L'hypercalcémie entraîne un besoin fréquent d'uriner, une perte d'appétit, de la faiblesse musculaire, des palpitations et le risque de calculs rénaux : elle doit toujours faire rechercher une maladie sous-jacente.

Associations

- Le zinc, les vitamines C et D aident à le fixer, le pain complet et les fibres inhibent son absorption.
- Attention à l'alcool et à la caféine qui interfèrent négativement.
- Les aliments riches en oxalates (cacao, épinard, figue, oseille, rhubarbe...), les excès de phosphore réduisent son absorption : nous pouvons nous interroger sur l'intérêt des boissons lactées chocolatées pour la santé des enfants et réfléchir au danger des boissons gazeuses (sodas).
- Le magnésium (sauf à trop fortes doses) n'inhibe pas la fixation du calcium comme cela a longtemps été affirmé : vous devez au contraire

lait

L'emmenthal et le parmesan sont les fromages les plus riches en calcium puisque 100 grammes en apportent 1,2 gramme.
Les produits laitiers surtout entiers sont certes une abondante source de calcium mais ils ne peuvent être considérés comme de bons aliments-santé car ils sont également très riches en acides gras saturés, dont le rôle péjoratif pour les vaisseaux est à présent clairement démontré : ne choisissez vos laitages qu'écrémés, variez vos sources alimentaires de calcium.
Vous pouvez vous servir d'une eau minérale calcique pour préparer votre tasse de thé, mais l'eau du robinet contient généralement autour de 100 mg de calcium par litre.
Une eau minérale gazeuse après un peu d'exercice physique représente un excellent moyen d'épargner le calcium de l'os.

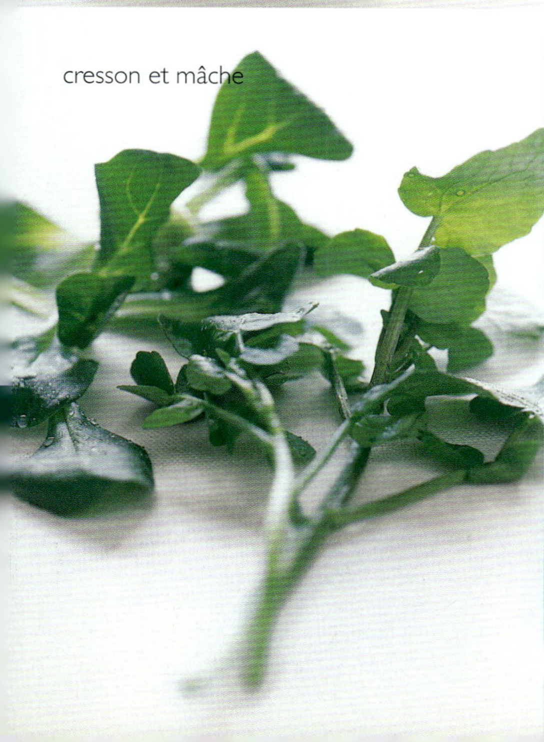

cresson et mâche

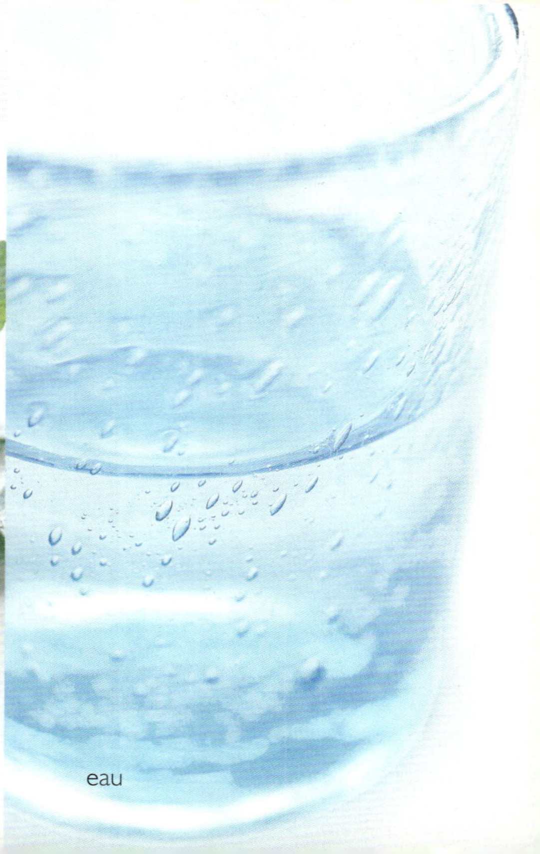

eau

associer ces deux éléments pour éviter que le calcium ingéré ne se fixe de façon préjudiciable dans certains tissus (artères, reins, tendons...).

Principales utilisations médicales

- Décalcification, consolidation des os.
- Troubles de la contraction musculaire, tétanie.

D'autres utilisations médicales

- Problèmes neurovégétatifs (spasmophilie...).
- Troubles de la coagulation.

Toxicité

Risques de précipitation rénale (avec danger de colique néphrétique) pour des apports supérieurs à 2 grammes par jour.

Contre-indications

- Hypercalcémie.
- Insuffisance rénale sévère.

En pharmacie

■ Sels calcaires Weleda® :
- Présentation : étui de deux boîtes de cinquante grammes de poudre orale.
- Groupe : homéopathie.
- Posologie : un quart de cuiller à café matin et soir.

Quelques spécialités à base de calcium plus dosé
Cacit® 500 : un comprimé = 500 mg
Cacit® 1000 : un comprimé = 1 g
Calciforte® : une ampoule = 500 mg
Efical® 500 : un sachet = 500 mg
Efical® 1000 : un sachet = 1 g
Ossopan® : un comprimé = 129 mg

LE MAGNÉSIUM

Son nom provient d'une petite ville d'Asie Mineure connue depuis l'Antiquité pour ses mines de magnésie blanche. Il est utilisé dès le Moyen Âge pour ses propriétés laxatives qui ne sont qu'un tout petit pan de son importante activité thérapeutique (et souvent un effet secondaire indésirable), mise à jour il y a près d'un demi-siècle : il est d'ailleurs encore et à juste titre l'oligo-élément le plus prescrit actuellement.

Rôle

Les propriétés laxatives des sels de magnésium continuent d'être utilisées mais il est surtout connu pour son action neurosédative, c'est véritablement la «superstar des anti-stress» en France ; sa carence entraîne des manifestations de spasmophilie car il est essentiel au phénomène de la contraction musculaire. Il participe à la régulation du rythme cardiaque, à la transmission de l'influx nerveux, au stockage et à l'utilisation de l'énergie, à la croissance : alors qu'il est considéré chez nous comme un médicament sédatif, il est avant tout pour les Américains un médicament de cardiologie. Il interfère dans le mécanisme de nombreuses hormones, participe au total à plus de trois cents réactions métaboliques : la plupart des fonctions de l'organisme (activité cérébrale, immunité...) dépendent de sa présence.

Métabolisme

Relativement mal absorbé dans l'intestin (30 % seulement des apports), plus volontiers présent dans la cellule, stocké surtout au niveau osseux, éliminé principalement par les urines et faiblement par la peau et la sueur.

Sources

Présent dans presque tous les aliments mais malheureusement surtout dans ceux qui sont riches en calories... : on le trouve principalement dans les agrumes, la banane, les céréales complètes (flocons d'avoine, son...), le cacao et le chocolat (290 mg pour 100 grammes), les crustacés (bigorneau, crevette, huître, palourde...) et poissons gras, l'escargot, la figue, les fromages durs, les fruits secs (amande, cacahuète, noisette, noix...), les légumes (épinard, haricot sec et vert, maïs, pois cassé, soja...), le pain complet (90 mg pour 100 grammes contre 30 mg pour le pain blanc)...

Les apports en magnésium baissent régulièrement pour de multiples raisons qui s'additionnent (habitudes alimentaires, mode de préparation, interventions chimiques de l'industrie agro-alimentaire...), si bien que de nombreuses circonstances (stress, sport intensif, grossesse...) rendent une supplémentation rapidement indispensable.

Apport en magnésium d'une portion moyenne
Amandes : 80 mg
Haricots verts : 55 mg
Noix : 40 mg
Lentilles : 40 mg
Pommes de terre : 30 mg

Apport en magnésium pour 100 g
Cacao en poudre : 410 mg
Soja : 300 mg
Noix de cajou : 270 mg
Haricot blanc : 170 mg
Noisettes : 150 mg
Pain complet : 130 mg
Maïs : 120 mg
Épinard : 50 mg

Apport en magnésium des eaux par litre
Hépar : 110 mg
Quézac : 95 mg
Parot : 88 mg
Badoit : 85 mg
Contrex : 84 mg
San Pellegrino : 53 mg
Vittel : 36 mg
Puits St-Georges : 34 mg
Évian : 24 mg
Salvétat : 11 mg
Vichy Ste-Yorre : 11 mg
Vichy Célestins : 10 mg
Volvic : 0,6 mg
Perrier : 0,4 mg

Besoins

70 mg par jour chez le nourrisson, 250 mg chez l'enfant, 300 à 500 mg chez l'adulte, mais les besoins quotidiens peuvent aller jusqu'à 700 mg en fonction de l'âge et de différents facteurs tels le sport, le stress, l'alcoolisme, les régimes carencés, la prise de certains médicaments (diurétiques, pilule, traitement hormonal...).

Carence

Elle est fréquente bien qu'elle n'ait jamais été démontrée : on estime que deux tiers à trois quarts de la population française en manqueraient, ceci lié au fait que nous consommons moins de céréales, de pain complet, de légumes secs, de fruits secs, et plus de sucres raffinés et d'alcool qu'autrefois ; la supplémentation s'impose surtout si vous prenez certains médicaments, que vous vous alimentez mal, que vous êtes stressé(e) et/ou sportif(ve).

Les symptômes clinique de la carence sont riches et variés ; on peut retenir :

- Des signes nerveux d'hyperexcitabilité motrice : fasciculations, crampes musculaires, contractures, spasmes, secousses musculaires, clignements des paupières...
- Des signes nerveux d'hyperexcitabilité sensitive : fourmillements des extrémités et autour de la bouche
- Des troubles neurovégétatifs : anxiété, déprime ou dépression, insomnie, fatigue, vertiges, problèmes de concentration, sensations d'oppression ou de boule à la gorge...
- Des troubles gastro-intestinaux avec spasmes, coliques, alternance de constipation et de diarrhée...
- Des troubles cardio-vasculaires : palpitations, arythmie, douleurs pseudo-angineuses, spasmes vasculaires...
- Des troubles gynécologiques, au moment des règles principalement...
- Des troubles trophiques avec fragilité des ongles, tendance aux caries...

La carence en magnésium est une des symptomatologies les plus riches qu'il soit possible d'observer et celle qui se traite parfois le mieux... même si le tableau clinique est chronique, désespérant ou inquiétant : un dosage sanguin n'a pas d'intérêt particulier pour affirmer un diagnostic qui est purement clinique.

La spasmophilie, contestée par certains médecins, ne serait pas liée à proprement parler à une carence réelle en magnésium, mais à un trouble de son fonctionnement dans la cellule : elle est d'ailleurs plus régulièrement corrigée par de faibles doses d'un sel de magnésium judicieusement choisi et bien réparti dans la journée, que par des doses massives volontiers inefficaces et souvent responsables d'effets secondaires (troubles digestifs).

Interactions

- Un organisme carencé l'assimile aux 3/4 contre 1/4 seulement s'il ne l'est pas vraiment.
- Les sels organiques (pidolate, aspartate, orotate) sont mieux absorbés que les sels minéraux.
- La vitamine D à fortes doses (au contraire des faibles doses), les protéines végétales, les graisses saturées, les sucres, les fibres alimentaires, l'alcool, l'acide phytique, les diurétiques, les hormones thyroïdiennes, les acidifiants, un excès de phosphore (attention aux sodas et autres boissons industrielles) ou de calcium, s'opposent à son absorption.
- La vitamine B favorise sa fixation, d'où l'intérêt d'une association type Magné-B6®.
- Les protéines animales et les graisses insaturées ont également cet effet bénéfique.

Excès

Rares et liés essentiellement à des erreurs thérapeutiques.

Principales utilisations médicales

■ Troubles neurovégétatifs (spasmophilie, déprime, insomnie...).

■ Cardio-protection (troubles du rythme, palpitations...).

■ Activité sportive intensive.

■ Des apports augmentés en magnésium diminuent la vulnérabilité au stress et son retentissement sur différentes fonctions (systèmes cardio-vasculaire et nerveux, tube digestif...) : une baisse du tonus, des difficultés de concentration ou de mémorisation, de la nervosité, des troubles cutanés... sont bien souvent un signe d'appel de l'organisme pour susciter une supplémentation en magnésium... et autres minéraux.

D'autres utilisations médicales

■ Moindre résistance aux infections.

■ Femme sous pilule, enceinte ou allaitante.

■ Rhumatologie (arthrose, tendinite).

Toxicité

Surtout rénale si l'apport quotidien est supérieur à 1 gramme par jour avec risques de précipitation de sels phospho-magnésiens dans les urines. Le surdosage est responsable de troubles du transit réversibles à l'arrêt du traitement.

En pharmacie

Plus de vingt millions d'unités, ampoules ou comprimés (qui apportent entre 50 et 100 mg par dose) sont vendus chaque année en France ; des cures répétées sont un des excellents moyens de lutte contre le stress ; le tandem qu'il forme avec le calcium est un excellent régulateur nerveux.

■ Il existe sous de nombreuses formes : Granions® (ampoules buvables), Microsol® (flacons unidoses buvables), Oligo-essentiels® (gouttes buvables), Oligogranul® (granules à sucer), Oligosol® (ampoules perlinguales), Oligostim® (comprimés à sucer)...

- Posologie : une dose de l'un de ces produits, une ou deux fois par jour.

■ Vous pouvez également vous aider d'un magnésium plus dosé en recourant à des médicaments tels que Magnogène®, Mégamag®, Spasmag®... : la posologie moyenne est de une à trois gélules (ou doses) par jour.

■ Le «magnésium-médicament» se présente sous forme de nombreux sels aux propriétés et à la tolérance légèrement différentes :

- Aspartate : Mégamag®.
- Carbonate : Mag 2.
- Chlorure : Granions®, Magnogène®.
- Chlorure et bromure : Delbiase®.
- Citrate et lactate : Oromag®.
- Gluconate : Oligogranul®, Oligosol®, Oligostim®.
- Lactate : Magné-B6®, Magnésium Glycocolle Lafarge®, Magnéspasmyl®, Ionimag®.
- Oxyde : Magnosol®.
- Pidolate : Mag 2, Microsol®, Oligo-essentiels®, Solumag®.
- Sulfate : Spasmag®.
- Magnésium homéopathique : Biomag®.

Si un des médicaments choisis ne vous donne pas satisfaction ou n'est pas parfaitement toléré, choisissez un produit issu d'un autre groupe, en ajustant bien la posologie.

chocolat

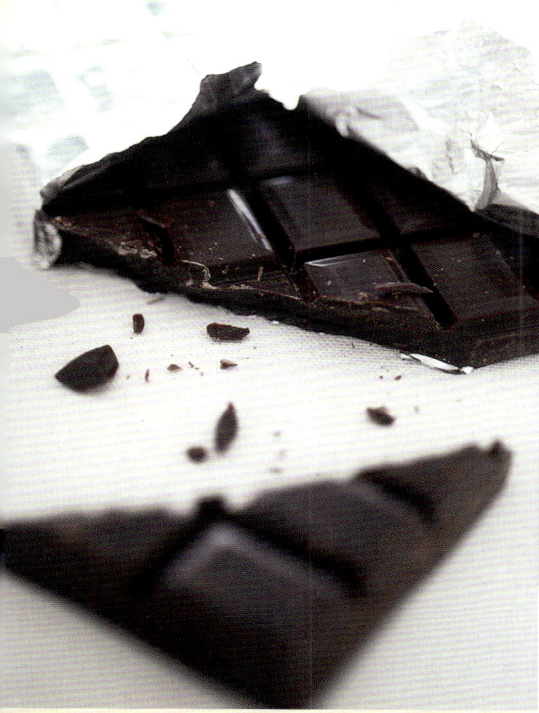

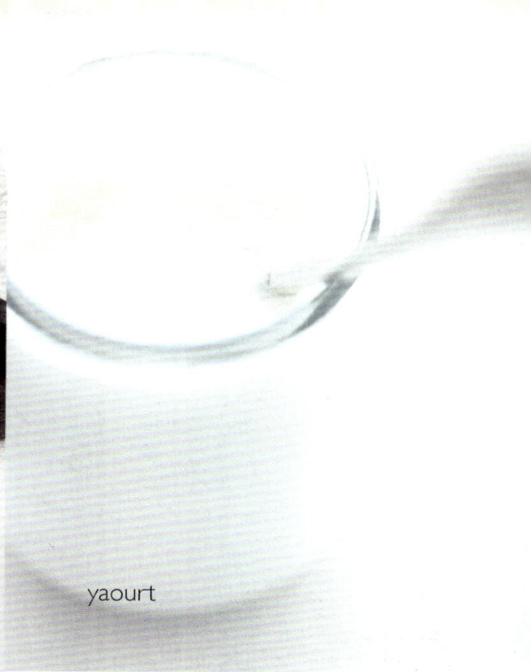

yaourt

flocons d'avoine

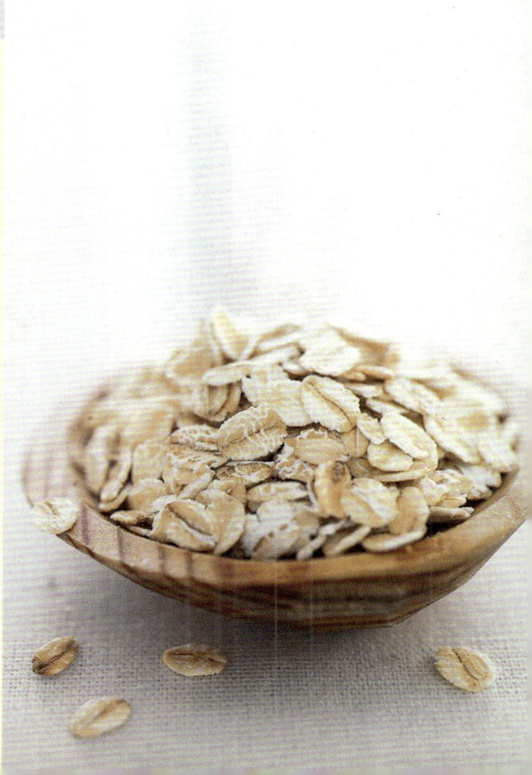

Une autre classification fort utile peut être proposée : en mg de magnésium pour 100 calories d'aliment : les haricots verts viennent en tête, suivis des tomates, des bananes, des yaourts nature, de la soupe de légumes...
La principale source de magnésium en France est fournie par les céréales ; viennent ensuite les boissons alcoolisées (chez les hommes), puis les laitages, les légumes, la viande.

LE PHOSPHORE

Il intervient dans de nombreuses réactions de l'organisme, particulièrement impliqué dans les transferts d'énergie : ne l'utilise-t-on pas pour mieux «phosphorer» ?

Rôle

C'est un élément dont l'action est fort importante :

- Il est, en association avec les graisses, un constituant de la structure des membranes des cellules, en particulier osseuses et cérébrales.
- Il est indispensable, associé au calcium, à la croissance de l'os et des dents.
- Il est impliqué, en association avec le magnésium, dans de nombreuses réactions enzymatiques chargées de libérer l'énergie nécessaire au fonctionnement de l'organisme.

Son excès entraîne la mobilisation exagérée du calcium, ce qui a pour conséquence un risque accru d'ostéoporose et la formation de dépôts durs sur la paroi des vaisseaux.

Métabolisme

Absorbé avec l'alimentation, stocké surtout au niveau du squelette en équilibre avec la concentration de calcium, éliminé aux 2/3 par les urines et pour 1/3 dans les selles.

Sources

On le trouve surtout dans les laitages ++ (100 mg par litre pour le lait) mais aussi dans la banane, les céréales complètes (corn-flakes...), la levure de bière, le cacao, le chocolat, les boissons gazeuses, les légumes verts et à feuilles (artichaut, asperge, carotte, céleri, champignon, chou, persil, soja...), les légumes secs (haricot, lentille, petit pois...), les fruits secs (amande, cacahuète, datte, figue, noisette, noix...), l'œuf, le poisson ++, la pomme de terre, la viande (surtout les volailles)...

Apport en phosphore pour 100 g
Gruyère : 600 mg
Soja : 600 mg
Noisettes : 450 mg
Chocolat : 400 mg
Viande : 200 mg

Besoins

Autour de 500 mg par jour chez l'enfant, autour de 800 mg chez l'adulte, autour de 1 gramme chez l'adolescent, la femme enceinte et allaitante, la personne âgée ; il est apporté à l'organisme en quantités suffisantes voire en excès puisque les sources alimentaires quotidiennes ont doublé ces dernières années, passant de 1,5 gramme à 3 grammes.

Excès

Une des conséquences indirectes et non des moindres d'un apport trop important en phosphates est la déplétion en magnésium, avec ses signes propres : l'abus de phosphates pourrait ainsi être responsable de troubles du comportement chez l'enfant.

Bien plus que la carence, c'est l'excès de phosphates qu'il faut craindre actuellement puisqu'ils sont largement utilisés dans les boissons gazeuses, les charcuteries (pour retenir l'eau), les fromages fondus, les crèmes desserts, les glaces...

Carence

Elle peut s'observer dans des circonstances particulières (malade opéré nourri par voie intraveineuse ou par sonde), lors d'une dénutrition globale, d'une intoxication alcoolique, d'une prise médicamenteuse prolongée de pansements gastriques, s'il existe une maladie digestive... ; elle entraîne de la fatigue physique et nerveuse, une faiblesse musculaire, des fourmillements des extrémités et autour de la bouche, des troubles de la vigilance, une sensibilité accrue aux infections... qui doivent y faire penser.

Interactions

- La prise de calcium et de vitamine D augmente son absorption.
- Les pansements gastriques la diminuent.

Principales utilisations médicales

■ États de fatigue cérébrale avec surmenage intellectuel.

■ Conséquences du stress, spasmophilie avec contractures musculaires douloureuses.

gruyère

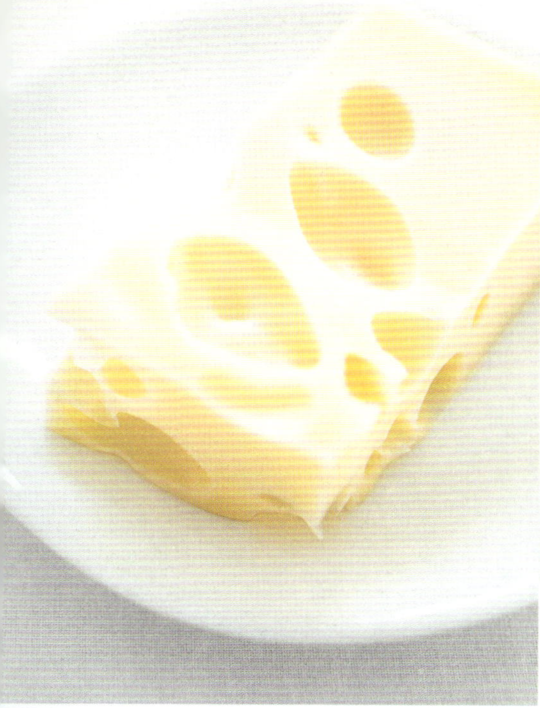

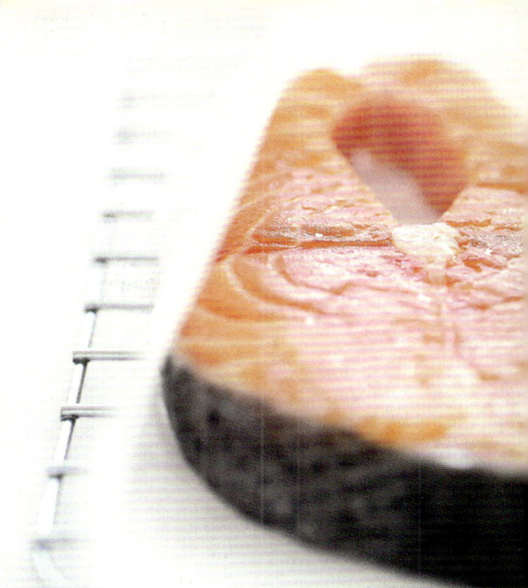

saumon

noisettes

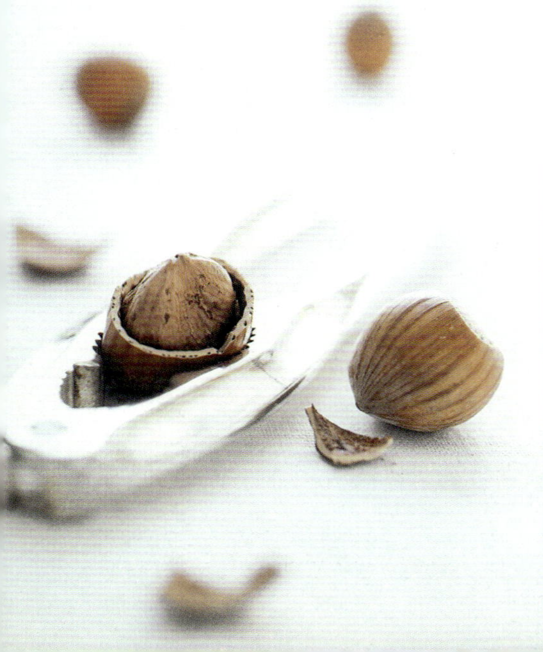

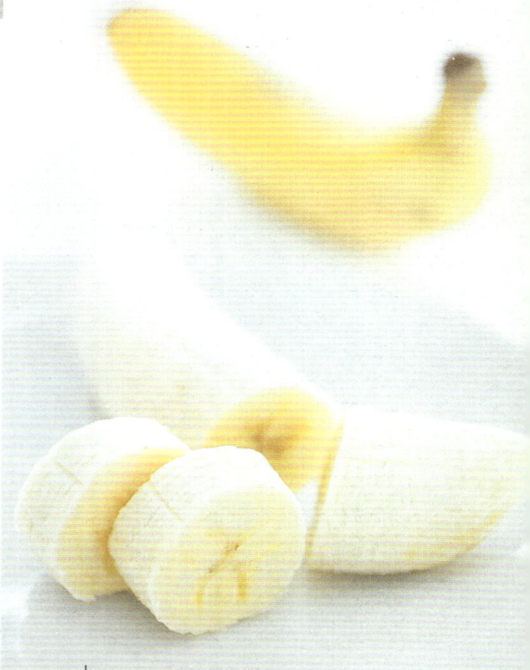

banane

Toxicité

Une supplémentation au long cours n'est pas recommandée car l'excès de phosphore a pour conséquence, nous l'avons vu, de mobiliser le calcium et d'aggraver ainsi l'ostéoporose.

En pharmacie

■ Il existe sous plusieurs formes : Oligo-essentiels® (gouttes buvables), Oligogranul® (granules à sucer), Oligosol® (ampoules perlinguales), Oligostim® (comprimés à sucer).
- Posologie : une dose de l'un de ces produits, une ou deux fois par jour.

LE SOUFRE

Présent sous forme de sulfates dans toutes les cellules de l'organisme dont il est un des constituants, il participe à de nombreuses réactions qui lui ont valu d'être considéré au siècle dernier comme une véritable panacée efficace sur des maux divers et variés touchant principalement à la détoxication.

Rôle

Utilisé empiriquement depuis fort longtemps pour les voies respiratoires, la peau et les phanères (poils, ongles), le foie, les articulations, il intervient dans de nombreuses fonctions, est présent au cœur même des cellules, est nécessaire à de multiples réactions chimiques, possède entre autres une activité anti-infectieuse au niveau des muqueuses, un rôle indiscutable sur le cartilage dont il est un élément structurel.
L'empirique rôle anti-infectieux du soufre est confirmé par les travaux scientifiques les plus récents : il joue en effet, par l'intermédiaire du glutathion, un rôle de première importance dans le système antioxydant (voir page 118).

Métabolisme

Présent dans toutes les cellules dont il est un des éléments constitutifs.

Sources

Surtout présent dans les acides aminés soufrés, donc dans les protides : on le trouve ainsi principalement dans l'œuf (165 mg pour 100 grammes de jaune), la viande, le poisson, les fruits de mer, mais aussi dans l'ail, l'oignon, le brocoli, le chou, le haricot sec...

Besoins

Autour de 850 mg par jour.

Carence

Le premier et longtemps seul signe observable est le ralentissement de la pousse des cheveux et des ongles. La diminution des défenses immunitaires est beaucoup plus tardive.

Principales utilisations médicales

■ Dermatologie.
■ Infectiologie (surtout ORL).
■ Rhumatologie (arthrose, arthrite).
■ La cystéine, riche en soufre, est un produit très utilisé pour stimuler la libération du mucus et ainsi améliorer les patient(e)s infecté(e)s des bronches, ou favoriser en association avec d'autres vitamines et minéraux (vitamine B6, zinc...) la repousse des phanères.

D'autres utilisations médicales

■ Reconstitution de la flore intestinale après un traitement antibiotique.
■ Lutte contre les polluants et les toxiques.

Toxicité

Essentiellement d'origine industrielle avec pour cibles préférées la peau et les poumons.

En pharmacie

■ Il existe sous de nombreuses formes : Granions® (ampoules buvables), Microsol® (flacons unidoses buvables), Oligo-essentiels® (gouttes buvables), Oligogranul® (granules à sucer), Oligosol® (ampoules perlinguales), Oligostim® (comprimés à sucer)...
- Posologie : une dose de l'un de ces produits, une ou deux fois par jour.
■ Vous pouvez également apporter des acides aminés soufrés en vous aidant par exemple de Forcapil® qui contient cystine, méthionine, vitamines B5, B6, B8, zinc...
- Présentation : boîte de soixante gélules.
- Posologie : deux gélules deux fois par jour.

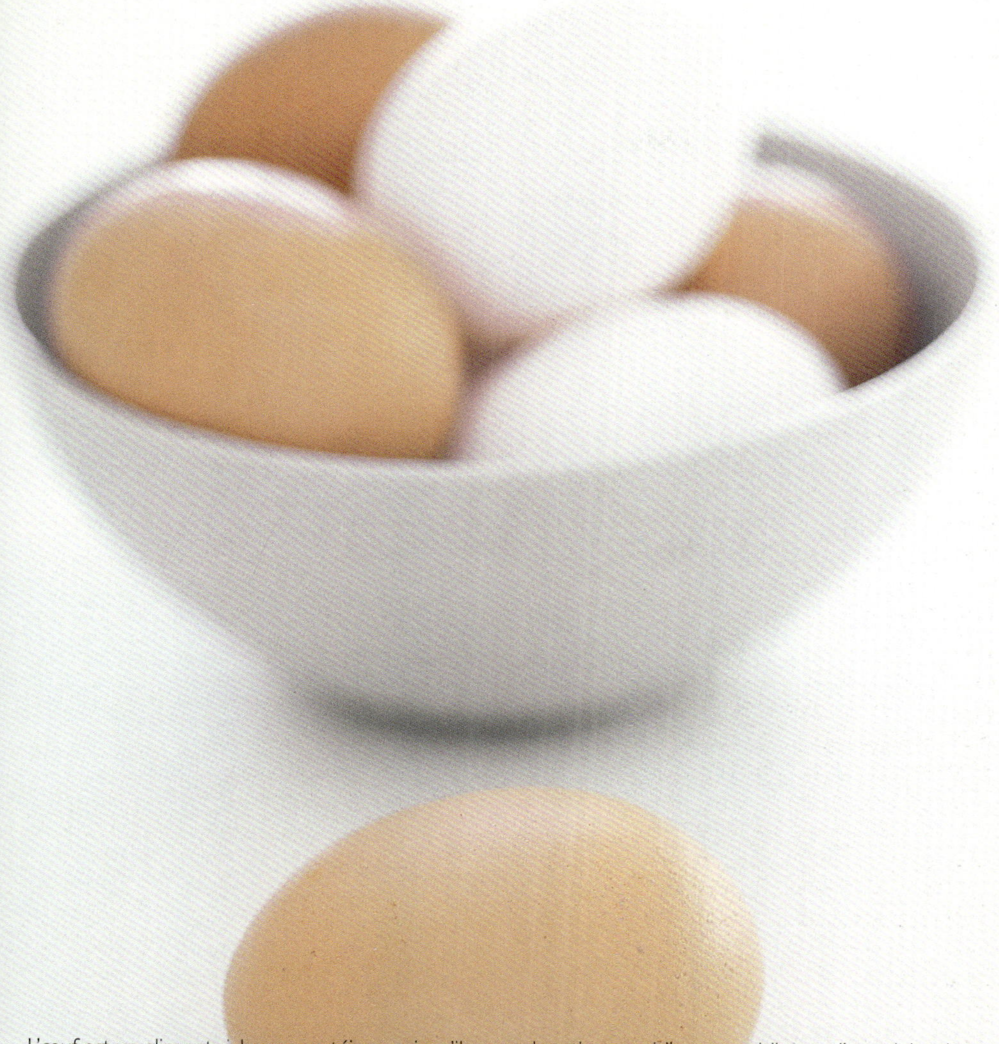

L'œuf est un aliment riche en protéines puisqu'il assure la ration protidique quotidienne d'un adulte de taille moyenne. Il contient également les vitamines B1, B2, B3, B5, B12, E, K et de nombreux minéraux dont bien entendu le soufre : un œuf entier en apporte environ 70 mg, soit un peu moins du dixième des besoins quotidiens. Il possède une haute valeur calorique qui entraîne rapidement la satiété, il est d'ailleurs quasiment impossible de manger plus de deux œufs durs d'une traite : 100 grammes de jaune d'œuf apportent 1,5 gramme de cholestérol. Il est considéré par certains comme difficile à digérer, mais c'est surtout la graisse qui sert à le faire cuire qui est responsable.
Le jaune d'œuf noircit une cuiller en argent en raison de sa teneur élevée en soufre. L'odeur caractéristique des cheveux brûlés ou celle des urines après consommation d'asperges ou de radis noir lui est également imputable.

LES DOUZE ÉLÉMENTS-TRACES

Rappelons ici les deux principales caractéristiques d'un élément-trace :
- L'organisme n'en réclame que des doses infimes, sa teneur varie entre quelques dizaines de mg par kilo pour les plus abondants (fer, zinc) à quelques mg ou fractions de mg pour les moins abondants (chrome, sélénium).
- Il est apporté en très faibles quantités par l'alimentation.

LE CHROME

Élément encore méconnu, son utilisation déborde probablement le cadre rigide du diabète où il a longtemps été cantonné.

Rôle

Indispensable au métabolisme des glucides et des lipides grâce à une action complémentaire de l'insuline, son déficit serait peut-être un facteur prédisposant au diabète (ou la conséquence de celui-ci) et entraînerait une augmentation des acides gras, des triglycérides et du cholestérol ; un régime supplémenté en chrome protège de l'athérosclérose et diminue sensiblement le poids... du lapin de laboratoire.

Métabolisme

Absorbé à la partie haute de l'intestin grêle avec un rendement inversement proportionnel à la quantité ingérée (plus on en absorbe, moins on en garde), il se fixe dans tous les tissus de l'organisme, se concentre dans les cheveux, est éliminé essentiellement par les urines.

Sources

Surtout présent dans les céréales complètes, la levure de bière, les germes de blé, le foie et les rognons, certains légumes (betterave, champignon), les fruits de mer, la noix, le beurre, le poivre, le thym, le thé noir...

Besoins

Autour de 100 à 200 mcg par jour chez l'adulte, de 10 à 40 mcg chez le nourrisson ; les apports alimentaires de chrome semblent inférieurs aux besoins recommandés : le raffinage du blé et du sucre de canne est la principale cause d'appauvrissement en chrome puisque le sucre non raffiné en contient 0,16 mcg par gramme alors que le sucre raffiné n'en renferme plus que 0,02 mcg.

Carence

Aggravée par le stress, l'infection, les régimes, l'activité sportive..., elle majore le risque de diabète et de maladies cardio-vasculaires.

Excès

Ils se rencontrent en milieu professionnel et sont responsables d'une irritation de la peau et des muqueuses avec pour principale complication des problèmes respiratoires.

Utilisation médicale

■ Diabète.

D'autres utilisations médicales

■ Prévention des problèmes cardio-vasculaires et de cholestérol, puisqu'il diminue le chiffre total tout en augmentant la bonne fraction (H.D.L.) du cholestérol.

■ Obésité, peut-être !

Interactions

- Les phytates et le fer diminuent son absorption.
- Sa réabsorption augmente par contre lors des carences en zinc.

Toxicité

L'ingestion massive de chrome industriel conduit au décès.

Des eczémas de contact sont connus chez les ouvriers du bâtiment.

En pharmacie

■ Oligo-essentiels® :
- Sel utilisé : pidolate.
- Présentation : flacon de quarante-cinq ml de gouttes buvables.
- Dosage : dix mcg de chrome par ml de solution.
- Posologie : un ml par jour dans un peu d'eau.

LE COBALT

Situé au centre de la molécule de vitamine B12 dont il partage certains des effets, il possède également d'autres pôles d'activités bien individualisés.

Rôle

Constituant de la vitamine B12, il en suit bien entendu fidèlement l'action. Sa carence produit de l'anémie puisqu'il participe au métabolisme du fer (et par conséquent à la fabrication des globules rouges), elle est également responsable de fatigue, de troubles nerveux puisqu'il est essentiel à la digestion des acides aminés de l'alimentation, précurseurs des neuromédiateurs cérébraux. Il est utilisé sous sa forme radioactive (bombe au cobalt) pour le traitement de certains cancers.

Métabolisme

Inséré dans la vitamine B12, il est bien absorbé au niveau intestinal, stocké dans le foie puis distribué dans les tissus après transformation de la vitamine, éliminé pour 3/4 dans les urines et pour 1/4 dans les selles.

Sources

Il ne peut être synthétisé par l'organisme et doit être apporté par une nourriture essentiellement animale : viande, lait, crustacés. L'alimentation végétale contient un cobalt non utilisable par l'homme.
Les animaux herbivores fabriquent la vitamine B12 à condition que le fourrage contienne du cobalt.

Besoins

Ils sont chez l'homme en principe largement compensés par les apports alimentaires, la couverture se fait sous forme de vitamine B12 d'origine animale ; les besoins quotidiens sont de 1 à 3 mcg, soit 0,04 à 0,12 mcg de cobalt.

Carence

Elle s'observe surtout chez les végétariens.

Excès

Des troubles respiratoires (rhinite, asthme), des problèmes cutanés (eczéma) ont été observés chez des ouvriers travaillant dans l'industrie... et chez quelques patients porteurs de prothèses de la hanche.

Principales utilisations médicales

■ Troubles neurovégétatifs mineurs.
■ Régimes végétariens stricts.

Toxicité

Elle est connue depuis plus d'un demi-siècle liée à sa large utilisation dans l'industrie : il est en effet intégré dans de nombreux alliages pour en augmenter la résistance. Des complications cardiaques graves ont été observées chez de gros buveurs de bière dans laquelle la mousse avait été stabilisée avec ce métal toxique... surtout à ces doses-là (10 000 fois les besoins quotidiens).

En pharmacie

■ Oligogranul® :
- Sel utilisé : gluconate.
- Présentation : boîte de deux tubes de quatre-vingt-dix granules.
- Posologie : quatre granules à laisser fondre sous la langue, une ou deux fois par jour.

■ Oligosol® :
- Sel utilisé : gluconate.
- Présentation : boîte de quatorze ampoules perlinguales de deux ml.
- Posologie : une ampoule, une ou deux fois par jour, à garder trente secondes sous la langue avant de l'avaler.

LE CUIVRE

C'est le plus anti-infectieux de tous les métaux, essentiel pour l'être humain, mais malheureusement toxique : la surcharge en cuivre est à la fois plus fréquente et bien plus dangereuse que la carence.

Rôle

Anti-allergique et anti-infectieux majeur (++), il active la formation des anticorps, freine le développement des bactéries et virus, est actif sur la fièvre, est indispensable à la croissance des cellules ; il possède une activité anti-inflammatoire utile en rhumatologie (les bracelets de cuivre sont appréciés par de nombreux douloureux chroniques), il est essentiel à la fabrication des globules rouges, il joue un rôle dans les mécanismes de protection de la peau en favorisant la formation de la mélanine (d'où son utilisation dans le vitiligo et les troubles de la pigmentation), il intervient dans les métabolismes des graisses et des sucres et la synthèse de nombreuses hormones (neurotransmetteurs).

Les recherches scientifiques les plus récentes ont confirmé son rôle anti-infectieux : il est nécessaire à la S.O.D., une des trois principales lignes de défense du système antioxydant (voir page 118).

Métabolisme

Absorbé dans l'estomac et l'intestin, stocké dans le foie qui le redistribue aux tissus, éliminé surtout par les selles.

Sources

Présent en petites quantités presque partout sauf dans le lait qui en contient très peu : on le trouve surtout dans le foie ++ (veau, mouton), les produits de la mer (algue, homard, huître, coquille Saint-Jacques, œufs de poissons), l'amande, l'avocat, le cacao, les céréales (blé entier et riz complet), les champignons, les fruits secs, les légumes verts, la noix, la prune, le soja, le thé...

Apport en cuivre pour 100 g
Foie : 15 mg
Moules : 8 mg
Crustacés : 1 mg
Soja : 1 mg

Besoins

2 mg par jour, en général apportés en quantité suffisante par notre alimentation (entre 2 et 5 mg d'apport), mais tout se passe comme si l'organisme avait parfois du mal à l'utiliser.

Carence

Elle est peu fréquente dans l'espèce humaine sauf parfois chez le nourrisson (puisqu'il est quasi absent du lait), les personnes suivant un régime végétarien ou amaigrissant, les patients soumis à un traitement prolongé par la cortisone, et atteints de certaines maladies génétiques (maladie de Menkès). Elle peut entraîner des troubles de l'ossification (retard ou fracture), une anémie, des problèmes cutanés, des symptômes nerveux.

Excès

Il est beaucoup plus fréquent que la carence, est nocif, que l'origine soit accidentelle ou en rapport avec un trouble héréditaire du métabolisme (maladie de Wilson).

- L'excès de cuivre est responsable d'un durcissement des artères mais pourrait entraîner ou aggraver certaines dépressions, la carence en vitamines B3 et C qui augmente le cuivre peut également être responsable de déséquilibres neuropsychiques.

Interactions

- Un régime riche en zinc entraîne un déficit en cuivre et vice versa.
- Le plomb diminue la concentration en cuivre, zinc, fer du cerveau.
- Un régime pauvre en cuivre entraîne une anémie par manque de fer.
- Les œstrogènes, la pilule augmentent le cuivre, ce qui n'est pas obligatoirement une bonne chose.

Principales utilisations médicales

- Infectiologie surtout.
- Propriétés anti-inflammatoires.

Toxicité

Elle n'existe pas aux doses thérapeutiques recommandées car les sels de cuivre, s'ils sont utilisés à doses trop élevées, font vomir, ce qui limite tout risque de surdosage ; celui-ci peut par contre être occasionné par des canalisations en mauvais état, des distributeurs de boissons défectueux... ; les symptômes sont les mêmes qu'avec la plupart des métaux lourds : vomissements, diarrhée, douleurs abdominales, grande faiblesse, cancer des poumons, et cirrhose du foie avec jaunisse si l'intoxication est chronique.

- Des symptômes variés et plus difficiles à diagnostiquer pourraient être rapportés à un

prunes

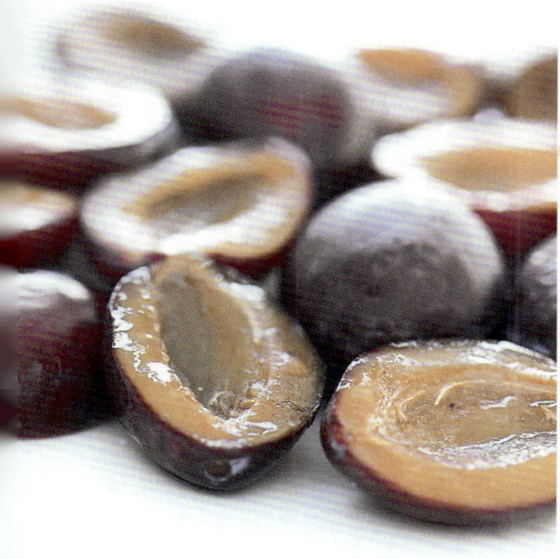

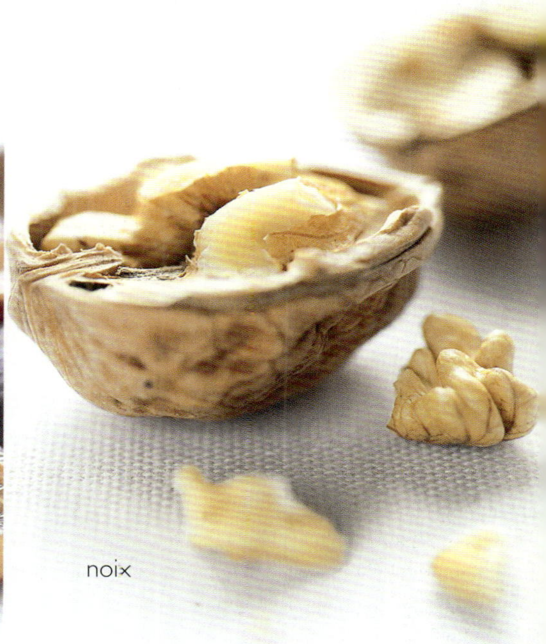

noix

orge

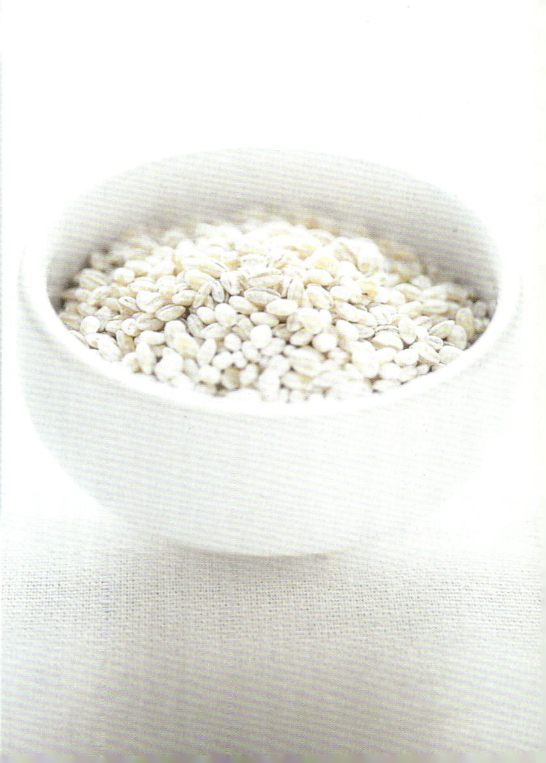

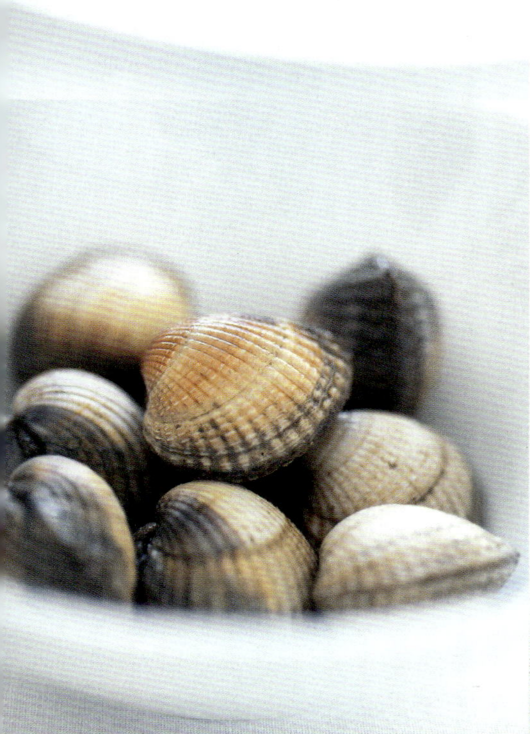

coquillages

excès de cuivre, tel qu'on peut l'observer pendant la grossesse, dans l'hypertension artérielle, chez les utilisatrices de la pilule, dans certains cas de sénilité : ils sont combattus par l'apport de vitamine C.
- Le cuivre du stérilet a pu être rendu responsable de manifestations cutanées.

En pharmacie

■ Il existe sous de nombreuses formes : Granions® (ampoules buvables), Microsol® (flacons unidoses buvables), Oligo-essentiels® (gouttes buvables), Oligogranul® (granules à sucer), Oligosol® (ampoules perlinguales), Oligostim® (comprimés à sucer), Remoplexe® (gélules)...
- Posologie : une dose de l'un de ces produits, une ou deux fois par jour.

LE FER

Aucune vie animale ou végétale n'est possible sans lui, puisqu'il est indispensable à la fabrication de l'hémoglobine, le transporteur de l'oxygène.

Rôle

Dès l'Antiquité, le fer symbolise à tel point la force, qu'il est donné aux guerriers avant les batailles. Mais c'est toutefois Popeye qui lui confère sa dimension universelle.
Il détient la fonction considérable et fondamentale de transporteur de l'oxygène : aucune vie n'est donc possible sans lui ; en dehors des anémies induites par des carences sévères, des déficits en fer ont sur l'organisme des conséquences multiples et peuvent entraîner divers troubles allant de la simple diminution des capacités physiques à l'effort (car il participe à la formation du pigment respiratoire du muscle, la myoglobine) jusqu'à des perturbations graves de l'état immunitaire, du développement psychomoteur, ou de la gestation.

Métabolisme

Absorbé en fonction des besoins dans la partie haute de l'intestin, capté par la ferritine, stocké dans la moelle, le foie, la rate (où se détruisent les globules rouges), il participe à un circuit fermé qui recycle en permanence le fer des protéines ; il est éliminé en très faibles quantités, surtout par les selles, mais également encore plus modestement par les urines, la sueur, la lactation.
Quand les globules rouges meurent, le fer de leur hémoglobine est récupéré et réutilisé pour fabriquer de nouvelles cellules sanguines.

Fer et fer

L'alimentation contient deux types de fer :
- Le fer animal dit «héminique», surtout présent dans le boudin, la viande et le poisson. Il représente 10 à 15 % du fer total mais il est parfaitement absorbé. C'est à lui qu'il convient de donner la préférence.
- Le fer végétal «non héminique», surtout présent dans les céréales, les légumes, les fruits, les produits laitiers. Il est plus important en quantité, mais beaucoup moins bien absorbé (8 % seulement). Il faut souvent apporter autour de 100 à 150 mg de fer pour couvrir les besoins car la déperdition est énorme.

Sources

Surtout présent dans le boudin, les viandes rouges (+) et abats, le foie (+), les coquillages, les huîtres, les moules mais aussi le cacao, les céréales complètes, le chou, l'asperge, la lentille, le haricot blanc, les farines de soja, la pomme de terre, les légumes et fruits secs, les légumes à feuilles (épinard, persil, poireau...), l'œuf ; le lait est très pauvre en fer, tout comme les graisses.

Apport en fer pour 100 g
Boudin : 20 mg
Foie : 15 mg
Pois chiches : 10 mg
Haricots blancs : 10 mg
Lentilles : 7 mg
Viande de bœuf : 5 mg

Sur ces apports, seulement 0,5 mg à 1 mg sont réellement absorbés par l'organisme, le reste est éliminé par les selles.

Besoins

Ils sont très variables selon le sexe et l'âge : 5 à 10 mg pour un homme, 15 à 20 mg pour

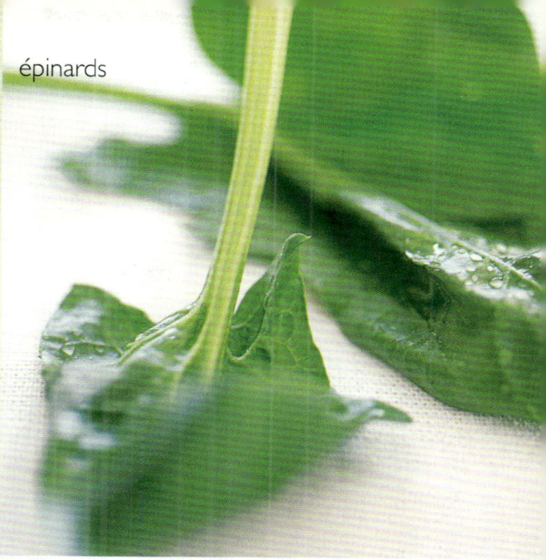
épinards

Du strict point de vue de la fixation du fer, il est préférable de terminer son repas par un fruit (riche en vitamine C) plutôt que par une tasse de thé qui empêche son absorption.

Principales sources alimentaires par ordre d'importance décroissante :
- poissons, viandes ;
- légumes et fruits.

Les viandes rouges ont toujours occupé une place privilégiée dans l'alimentation de l'homme, même si les événements récents ont entraîné un rejet relatif du public. Elles sont une source irremplaçable de protéines, d'acides aminés essentiels, de fer bien assimilé par l'organisme et de vitamine B12. Elles doivent toutefois être choisies maigres en raison de la richesse de certains morceaux en graisses saturées, nuisibles pour la santé.

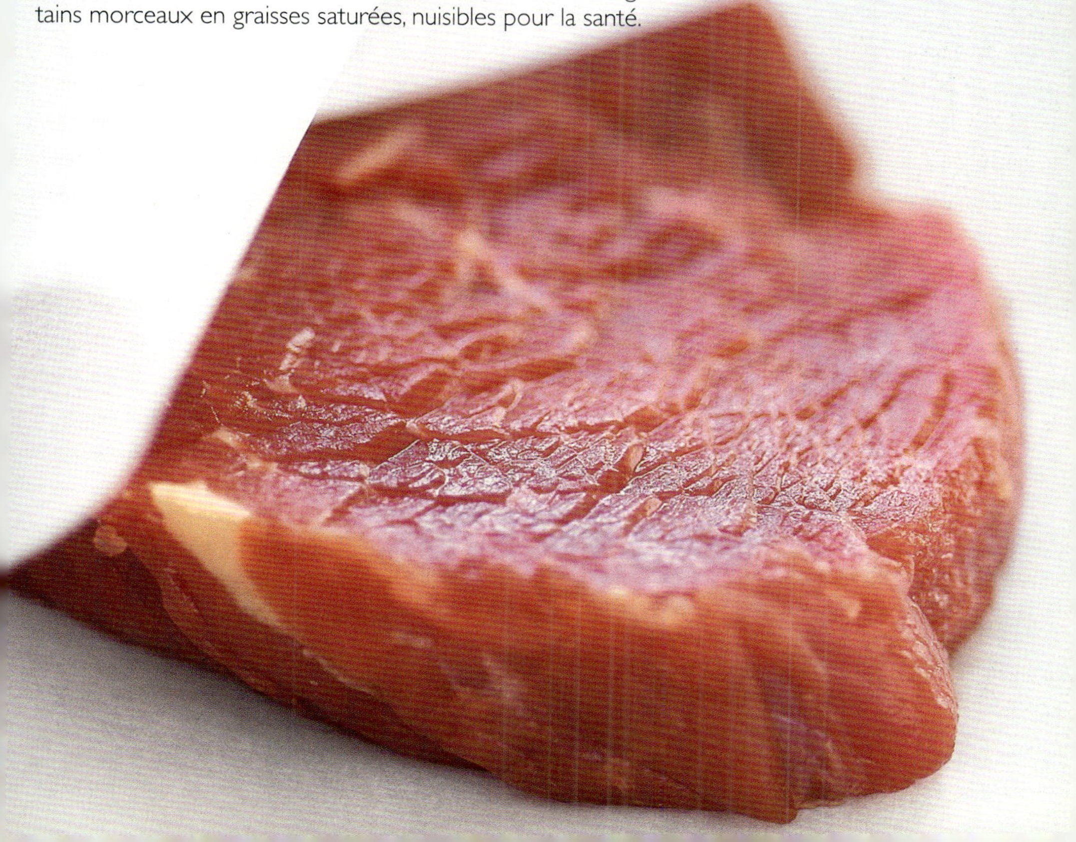

une femme, 20 à 30 mg si elle est enceinte. Les premiers résultats de l'étude Suvimax (voir «Lexique») indiquent que la majorité de la population a déjà trop de fer, et qu'une supplémentation intempestive gêne la fixation des autres nutriments présents eux en quantité insuffisante. Seulement une femme sur quatre en âge de procréer, une sur vingt en période de ménopause, ont une véritable déplétion en fer.

Carence

Fréquente malgré le fonctionnement du fer en circuit fermé, son recyclage permanent, son élimination très faible : elle est à l'origine des symptômes d'anémie tels que pâleur, fatigue, baisse de la résistance physique ou de la concentration, essoufflement, tension artérielle basse, pouls accéléré... L'hémorragie est en fait la cause la plus fréquente de carence.
Les règles de la femme représentent la seule cause physiologique de perte de fer : celle-ci se situe en moyenne autour de 10 à 15 mg par jour de saignement.

Interactions

- Les vitamines C et E, le calcium, les protéines animales augmentent notablement son absorption intestinale.
- Le café (+) et le thé (++) la diminuent.
- Le cuivre gagne à être apporté en même temps que le fer dans certaines anémies.
- Des apports excessifs de zinc peuvent entraîner une anémie par manque de fer : ces deux minéraux annulent mutuellement leur absorption et ne doivent pas être associés.

Principales utilisations médicales

■ Anémie.

Toxicité

L'organisme élimine difficilement le fer qu'il a absorbé : il a tendance à le stocker dans le foie avec un risque de cirrhose, ce que réalise une maladie appelée hémochromatose. Nous savons à présent que du fer donné en excès est capable d'augmenter la libération de radicaux libres, ce qu'il convient à tout prix d'éviter pour enrayer nombre de maladies graves (voir page 118) : la prescription de fer passe nécessairement par un dosage préalable de la ferritine. Certains scientifiques pensent que la femme a une longévité largement supérieure à l'homme car elle élimine régulièrement du fer pendant sa période d'activité ovarienne. Les chiffres normaux de la ferritine se situent autour de 60 mg/ml, un déficit est avéré autour de 30, l'absence de réserves se situe autour de et sous 10 mg/ml.

En pharmacie

Fumafer® apporte 66 mg de fer par comprimé.
Tardyféron® en apporte 80 mg.
Oligo-essentiels® en apporte 0,5 mg par ml.
■ Oligoforme® fer :
- Présentation : boîte de 60 comprimés.
- Dosage : un comprimé apporte 3,5 mg de fer hémoglobinique et de la vitamine B9.
- Posologie : un comprimé par jour.
- Le fer «oligo-élément» est une excellente alternative lorsque les médicaments classiques sont mal supportés (nausées en particulier), ce qui arrive assez souvent.

Attention : il est vivement déconseillé d'entreprendre une supplémentation en fer hors avis et suivi médicaux.

LE FLUOR

Surtout connu du grand public pour être l'élément préventif de la carie dentaire.

Rôle

Il est établi depuis 1932 qu'il évite les caries dentaires. Apparemment actif sur la minéralisation de l'os, il a été un moment proposé dans le traitement de l'ostéoporose : mais il fragiliserait en fait l'os cortical et pourrait être responsable d'une augmentation des risques de fractures (os non vertébral, col du fémur). Si bien qu'en dehors de la prévention locale des caries, il n'est pas du tout certain qu'il soit indispensable à la santé de l'organisme. Différents travaux montrent que l'eau fluorée à la concentration d'1 mg par litre rend la carie dentaire moins fréquente chez les jeunes enfants.

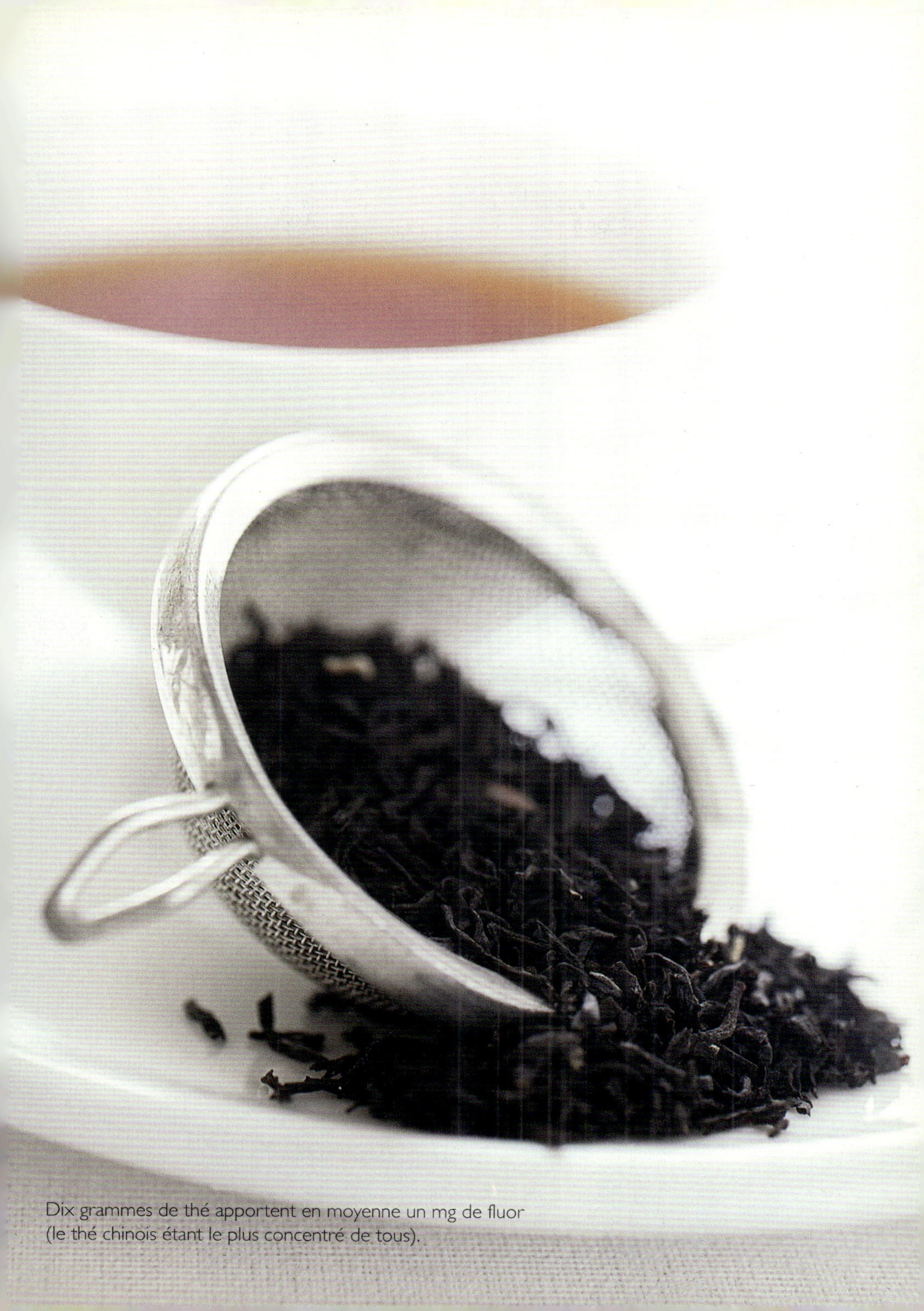

Dix grammes de thé apportent en moyenne un mg de fluor (le thé chinois étant le plus concentré de tous).

Métabolisme

Absorbé dans l'estomac et l'intestin grêle, il s'adapte aux concentrations de l'os, est éliminé par les urines.

Sources

Présent dans les végétaux et les eaux potables, on le trouve surtout dans le thé (++), les algues, les poissons de mer, les céréales, les légumes (asperge, carotte, céleri, chou, épinard, radis, salsifis, tomate...), les salades (endive, laitue, cresson), la cerise, la bière...

Besoins

Estimés à environ 1 mg par jour.

Carence

Il est difficile de lui rapporter des symptômes spécifiques. L'addition de fluorure au sel de table a été autorisée en 1985 pour la pallier, mais elle est interdite en restauration collective.

Excès

Ils sont plus fréquents que la carence et sont responsables de la fluorose : nausées, vomissements, douleurs abdominales et des membres, et surtout apparition de taches pigmentées au niveau de l'émail des dents et densification des os. Le fluor est en outre un agent oxydant puissant, avec ses inconvénients propres (voir page 118).

Seule utilisation médicale

■ Prévention bucco-dentaire.

La carie dentaire reconnaît bien d'autres causes, qu'elles soient génétiques, infectieuses, alimentaires (absorption de sucres), personnelles (non brossage des dents après les repas)... La question d'une supplémentation orale pendant plusieurs années à l'aide d'un élément aussi toxique que le fluor doit donc se poser : le bon sens voudrait qu'on s'en tienne à un usage local (dentifrice).

Toxicité

N'oublions pas qu'il avait d'abord attiré l'attention des chercheurs pour son rôle toxique sur l'os et l'émail des dents avant que ne soit découvert l'effet préventif de plus faibles doses.

- L'ingestion aiguë de 5 à 10 grammes de fluorure de sodium entraîne la mort en deux heures par hémorragie et état de choc.
- L'ingestion chronique est responsable de la fluorose.

En pharmacie

■ Il existe sous de nombreuses formes : Microsol® (flacons unidoses buvables), Oligoessentiels® (gouttes buvables), Oligogranul® (granules à sucer), Oligosol® (ampoules perlinguales), Oligostim® (comprimés à sucer).

- Posologie : une dose de l'un de ces produits, une fois par jour.

L'IODE

Contrairement aux autres oligo-éléments abordés dans cet ouvrage et qui ont pour la plupart de multiples fonctions, il travaille en exclusivité pour un seul organe, la thyroïde.

Rôle

Indispensable au bon fonctionnement de la thyroïde, l'iode est utilisé empiriquement depuis l'Antiquité jusqu'en 1950, date à laquelle est enfin comprise son action. Cet élément essentiel participe en effet à la fabrication des hormones thyroïdiennes : son absence est responsable d'anomalies métaboliques touchant presque tous les organes puisque la thyroïde interfère entre autres sur la croissance, la maturation du cerveau, l'ensemble des fonctions des glandes endocrines, le fonctionnement neuro-musculaire, les dynamiques cardio-circulatoire, respiratoire, rénale, le tube digestif, la thermorégulation, la peau et les phanères, les métabolismes des sucres, des graisses (favorise la consommation des triglycérides) et des protéines... Dans les régions de montagnes où l'iode est peu abondant voire absent, la thyroïde s'hypertrophie volontiers pour compenser ce manque, ce qui crée un goitre, entraîne une hypothyroïdie, et peut occasionner le crétinisme.

Métabolisme

Absorbé dans l'estomac, vite transporté vers la thyroïde qui adapte sa distribution et son fonctionnement, éliminé principalement par les urines.

sel

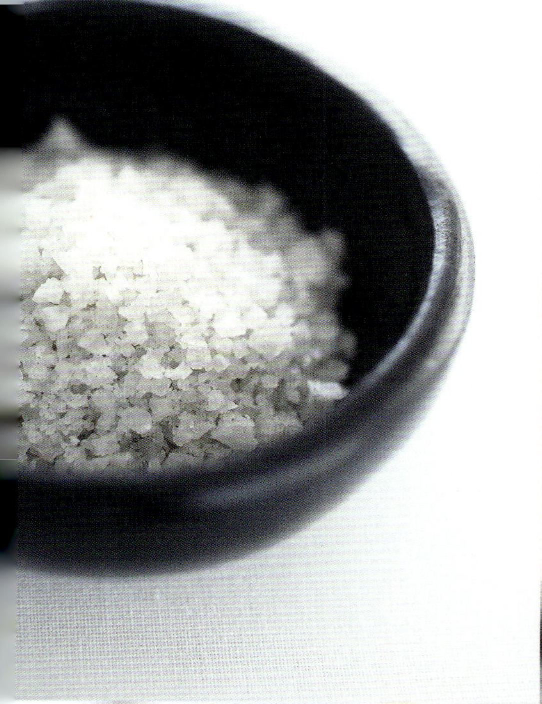

Si les produits de la mer sont effectivement très riches en iode, il apparaît d'après les études scientifiques les plus récentes que le lait et les œufs sont actuellement les principales sources, ceci pour deux raisons qui tiennent à l'agro-alimentaire : la désinfection des mamelles de la vache est effectuée à l'aide de dérivés iodés, ce qui enrichit le lait ; les poules reçoivent des composés iodés pour activer leur croissance, ce qui enrichit les œufs.
Les algues ont une teneur en iode qui peut atteindre 1 gramme pour 100 grammes de poids sec, alors que les végétaux n'en contiennent que 0.1 mg pour 100 grammes.

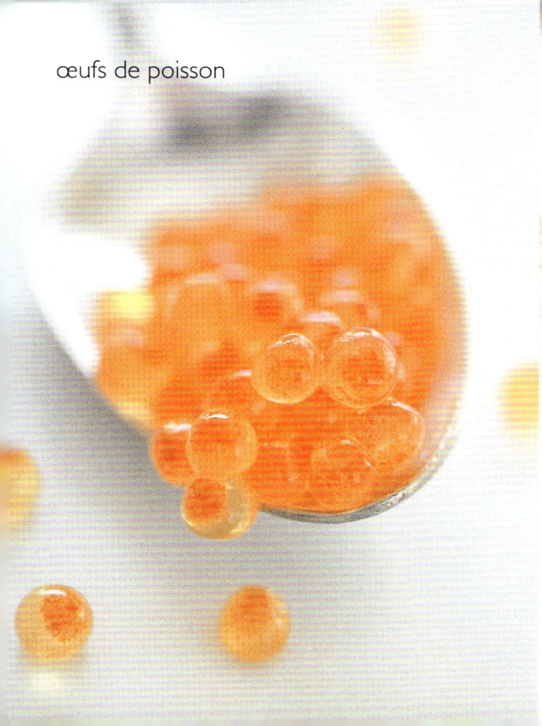

œufs de poisson

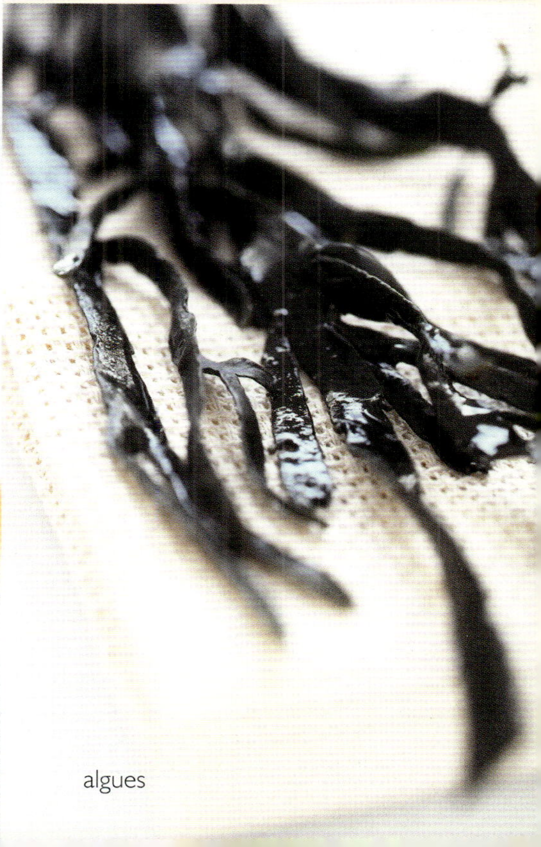

algues

Sources

On le trouve surtout dans les produits de la mer (+++) puis, mais en concentration bien moindre, dans l'ail, le cresson, les fruits (ananas, fraise, groseille, pruneau), les légumes (betterave, carotte, haricot, navet, oignon, poireau, radis...), le sel non raffiné...

Besoins

150 mcg chez l'adulte, 200 mcg pendant la grossesse alors que l'apport alimentaire peut varier entre 10 et 500 mcg.

Carence

Elle est très fréquente, même dans les pays occidentaux, et retentit immédiatement sur la santé :

- Elle peut être dramatique chez l'enfant, responsable de nanisme et de crétinisme.
- Les formes de l'adulte sont moins graves : l'hypothyroïdie entraîne des signes de ralentissement (frilosité, perte de l'appétit, difficultés d'idéation, fatigue, constipation...) et des symptômes cutanés (bouffissure du visage, cheveux secs et cassants...).
- Le goitre, qui n'apparaît que pour des apports quotidiens d'iode prolongés inférieurs à 30 mcg, toucherait deux millions de personnes dans le monde.

Les habitants des régions dont les sols sont pauvres en iode (pays de montagne éloignés de la mer...), qui utilisent les seules ressources de leur terroir sont souvent carencés. Attention également à la consommation trop importante et fréquente de crucifères (brocoli, chou...) car ils ont une action antithyroïdienne.

Excès

La thyroïde joue un rôle de régulateur : son hyperfonctionnement entraîne des symptômes d'emballement tels que palpitations, tremblements, augmentation de la fréquence cardiaque, amaigrissement, angoisse, troubles du sommeil, problèmes de thermorégulation...

Interactions médicamenteuses

Plusieurs classes de médicaments (anti-arythmisants cardiaques, désinfectants cutanés...) interfèrent avec le métabolisme de l'iode : le médecin doit en tenir compte.

Principale utilisation médicale

- Problèmes thyroïdiens.

Toxicité

L'allergie à l'iode est dangereuse, responsable de chocs graves : il faut toujours prévenir votre médecin avant un examen ou l'utilisation de désinfectants cutanés susceptibles d'en contenir.

En pharmacie

Attention : l'élément iode n'est pas destiné à l'automédication.

LE LITHIUM

Connu pour son efficacité dans les psychoses maniaco-dépressives depuis les années 60, il peut être utilisé avec grand bénéfice pour traiter certains troubles nerveux heureusement moins graves.

Rôle

Il n'est pas indispensable au fonctionnement de l'organisme. Mais, grand régulateur du système nerveux et de l'humeur, il est fort utile dans la prise en charge de nombreux troubles neurovégétatifs tels l'anxiété, la tendance à la déprime voire à la dépression, l'insomnie, l'hyperexcitabilité neuromusculaire, l'irritabilité, les maux de tête et la migraine, l'hyperémotivité... et parfois même le syndrome prémenstruel.

Métabolisme

Absorbé à la partie supérieure du tube digestif, il se distribue inégalement dans les tissus, franchit avec peine les méninges, est éliminé presque exclusivement dans les urines.

Sources

Peu de données existent sur sa présence dans les aliments mais on le trouve en petites quantités dans les céréales, la laitue, les légumes verts, la pomme de terre, la viande, l'œuf, le poisson, les eaux de boisson, le sel de table... Le filet de hareng-pomme à l'huile est un plat riche en lithium, donc régulateur de l'humeur.

Besoins
De l'ordre de 2 mg par jour.

Excès
Surtout observés avec le lithium de psychiatrie : des nausées, des tremblements, des vertiges, une prise de poids... sont régulièrement notés.

Principales utilisations médicales
Troubles neurovégétatifs (angoisse, déprime ou dépression, problèmes de sommeil...).

Toxicité
Il est vite toxique à doses pondérales, ce qui rend nécessaire une surveillance très attentive des malades (dosages réguliers de la lithiémie) ; il est par contre parfaitement toléré aux doses usuelles de l'oligothérapie.

En pharmacie
■ Il existe sous de nombreuses formes : Granions® (ampoules buvables), Microsol® (flacons unidoses buvables), Oligo-essentiels® (gouttes buvables), Oligogranul® (granules à sucer), Oligosol® (ampoules perlinguales), Oligostim® (comprimés à sucer).
- Posologie : une dose de l'un de ces produits, une ou deux fois par jour.

LE MANGANÈSE

Il est historiquement important puisqu'il est au début du siècle, après des expériences effectuées sur des végétaux, le premier oligo-élément métallique reconnu comme essentiel à la vie : cette découverte marque le début de l'agronomie moderne.

Rôle
Il a une activité considérable dans l'organisme puisqu'il intervient sur les sécrétions hormonales et les régule. Il est nécessaire à la synthèse des protéines, de l'hémoglobine, des acides nucléiques, du cholestérol : il joue ainsi sur la croissance, l'intellect, la fertilité, la coagulation du sang... Il est efficace contre les manifestations allergiques, intéressant dans l'asthme, le rhume des foins, l'eczéma... Il évite le dépôt des graisses sur la paroi des vaisseaux, et diminuerait le sucre dans le sang (hypoglycémiant). Il possède une action antiradicalaire indiscutable (voir page 118), ce qui lui ouvre des perspectives thérapeutiques très larges (prévention des maladies graves...) : il devient alors utile voire indispensable aux buveurs, aux fumeurs, aux intoxiqués divers...
Certains médecins pensent que sa carence pourrait rendre compte des douleurs de croissance de l'enfant ou des problèmes de genoux des athlètes, ce qui élargirait encore son domaine d'action.

Métabolisme
Une très faible fraction de la ration alimentaire de manganèse est absorbée selon des mécanismes d'ailleurs mal connus, stockée au niveau du foie et du pancréas, éliminée en grande partie dans les selles.

Sources
Surtout présent dans les végétaux, on le trouve principalement dans les céréales complètes, le chocolat, les oléagineux (amande, noix, noisette), les germes de blé, certains condiments (clou de girofle, gingembre, thym), les légumes (carotte, betterave, châtaigne, haricot, petit pois, soja), le café, le thé... Il est peu abondant voire quasi absent de la nourriture animale (viande, poisson, œuf) et des fruits.

Apport en manganèse pour 100 g
Noix : 3 mg
Amandes : 2,5 mg
Pois : 1,5 mg

Besoins
Entre 4 et 8 mg par jour, largement couverts par l'alimentation, ce qui rend les carences très exceptionnelles chez l'homme.
Au travers des études scientifiques les plus récentes, la prescription de manganèse à doses nutritionnelles et sur de longues périodes, ne semble plus du tout s'imposer.

Interactions
- L'absorption est freinée par un excès de phosphore, de calcium, de fer, ou la présence dans l'estomac de protéines de soja.

- L'absorption est augmentée par une carence en fer, une carence en manganèse entraîne une perte en fer.
- Des doses élevées de manganèse (et de zinc) diminuent l'accumulation de cuivre dans l'organisme, ce qui pourrait rendre compte de certains de ses effets.

Excès

Des risques existent, surtout dans l'industrie ou chez les mineurs, avec une répercussion possible sur le système nerveux, les poumons, le cœur, les reins... et la fonction sexuelle.

Toxicité

Observée essentiellement avec le permanganate de potassium, bien connu pour sa causticité.

Principales utilisations médicales

■ Allergie : en sachant qu'il peut aggraver les symptômes au début de son utilisation.

■ Troubles nerveux (déprime, dépression). Personnes âgées ou à risques.

En pharmacie

■ Il existe sous plusieurs formes : Granions® (ampoules buvables), Mangaplexe® (gélules), Oligo-essentiels® (gouttes buvables), Oligogranul® (granules à sucer), Oligosol® (ampoules perlinguales), Oligostim® (comprimés à sucer).
- Posologie : une dose de l'un de ces produits, une ou deux fois par jour.

■ Il devient dès à présent plus aisé de comprendre l'intérêt de certaines associations qui se potentialisent l'une l'autre : manganèse-cuivre pour renforcer les terrains constitutionnels fragiles, manganèse-cobalt pour traiter les troubles nerveux.

LE NICKEL

Métal peu précieux largement répandu dans la verroterie, il est à «consommer avec modération» car il se montre très vite allergisant et toxique.

Rôle

Même s'il favorise la croissance des volailles, les scientifiques ont longtemps considéré qu'il était sans utilité chez l'homme. Il est acquis depuis 1974 qu'il est un régulateur endocrinien qui participe à de nombreuses réactions chimiques intéressant notamment l'hypophyse, le pancréas, les surrénales, le rein... et qu'il favorise en particulier l'absorption du fer.

Métabolisme

Le mode d'absorption demeure inconnu, peut-être lié au métabolisme du fer, le stockage est diffus mais inégal selon les tissus, l'élimination se fait en grande partie par les selles.

Sources

Apporté surtout par les végétaux, on le trouve principalement dans les céréales complètes (avoine, riz...), les légumes (betterave, chou, épinard, lentille, persil, pois, soja), les oléagineux (noisette), le cacao, le café, le cidre, le thé... La viande et le lait en contiennent par contre très peu.

Besoins

Ils se situent entre 20 mcg et 75 mcg, largement couverts par les apports quotidiens.

Carence

Elle n'a jamais pu être mise en évidence, mais un régime sans végétaux pourrait ne pas couvrir les besoins.

Excès

Ils sont en revanche bien connus car ce métal très toxique entraîne diarrhée et vomissements à court terme, des risques essentiellement pulmonaires ou cutanés à plus long terme ; certains de ses dérivés possèdent en outre un fort pouvoir carcinogène.

Interactions

L'acide phytique présent en particulier dans la pomme de terre et les céréales diminue son absorption.

Toxicité

Connue depuis longtemps, principalement aux niveaux cutané et hépatique : les bijoux fantaisie sont très souvent responsables d'une allergie cutanée.

Principales utilisations médicales

■ Anémie, en association avec le fer.

■ Diabète, en association avec les autres traitements.

En pharmacie

■ Il existe sous plusieurs formes, mais seulement en associations avec zinc et cobalt dans Microsol® (flacons unidoses buvables), Oligo-essentiels® (solution buvable), Oligogranul® (granules à sucer), Oligosol® (ampoules perlinguales), Oligostim® (comprimés à sucer).
- Posologie : une dose de l'un de ces produits, une fois par jour.

LE SÉLÉNIUM

Longtemps considéré comme toxique et délaissé par les chercheurs, il est depuis 1973 adulé par ceux-ci, fait l'objet de nombreux travaux qui démontrent chaque jour un peu plus son rôle absolument essentiel. Il fait en effet partie, avec les vitamines A, C, E et le zinc, du système de défense des antioxydants (voir page 118).

Rôle

Alors que sa toxicité est connue depuis le siècle dernier, son rôle d'élément indispensable à la vie n'est apparu que depuis un quart de siècle : il neutralise les toxines (détoxifiant), protège le système immunitaire (il diminuerait le développement et la virulence du V.I.H. et freinerait la progression de la maladie), prévient le vieillissement, réduit la fréquence de survenue des troubles de l'humeur (anxiété, déprime, agressivité...), favorise la fabrication et la motilité des spermatozoïdes, intervient au niveau de l'agrégation des plaquettes pour fluidifier le sang, aide à éliminer les métaux toxiques (cuivre, mercure, plomb...), possède des propriétés anti-inflammatoires intéressantes en rhumatologie, soulage les asthmatiques.

Ses propriétés thérapeutiques ont été confirmées lorsque des chercheurs chinois ont réussi, en 1979, à prévenir par une supplémentation en sélénium la maladie de Keshan, affection cardiaque endémique à toute une province chinoise. Des travaux plus récents ont confirmé son rôle antioxydant essentiel : il n'est donc pas interdit de penser qu'une supplémentation régulière et adéquate en sélénium puisse non seulement renforcer l'immunité mais aussi réduire de moitié le risque d'apparition de cancers.

Des patients infectés par le H.I.V., carencés en sélénium, ont environ vingt fois plus de risques de mourir du sida que ceux qui ont des taux normaux.

Métabolisme

Absorbé par le duodénum, il se fixe dans le foie, les reins, la thyroïde, mais il est surtout stocké dans le squelette ; il est également concentré chez l'homme dans les glandes sexuelles et excrété lors de l'éjaculation ; il est pour l'essentiel éliminé dans les urines mais également en partie avec la sueur.

Sources

On le trouve surtout dans les aliments d'origine animale, la viande (foie, rognons), les poissons de mer (hareng, thon...) et les crustacés (huître), l'œuf. On le trouve également dans les céréales complètes, les germes de blé, la levure de bière, la noix du Brésil, certains légumes (ail, brocoli, carotte, champignon), mais sa concentration peut varier considérablement selon la nature des sols, la tombée de pluies acides... Le lait, les produits laitiers, les fruits en contiennent par contre très peu.

Les pays gros consommateurs de poissons (Japon, Venezuela, Suède...) ont en général des apports suffisants ou élevés en sélénium.

Besoins

Ils se situeraient autour de 60 mcg pour les femmes et 80 mcg pour les hommes par jour (autour de 1 mcg par kilo de poids), voire plus (certains évoquent la nécessité d'atteindre 150 à 200 mcg pour obtenir une activité antiradicalaire) ; la supplémentation est particulièrement indiquée chez les sportifs, mais aussi chez tous ceux dont la résistance et l'endurance est diminuée (personnes âgées ou simplement fatiguées).

Carence

Elle est malheureusement sans symptômes

objectivables lorsqu'elle est légère. Elle est responsable de problèmes cardio-vasculaires (hypertension artérielle, accidents vasculaires cérébraux par accroissement de l'agrégation plaquettaire, insuffisance cardiaque), d'une diminution des défenses immunitaires lorsqu'elle est plus sévère.

Excès

C'est un poison à fortes doses :
- L'intoxication aiguë qu'on voit en milieu industriel lors de l'inhalation de fumées et poussières riches en sélénium entraîne maux de tête, troubles digestifs (nausées, vomissements), lésions oculaires et cutanées.
- L'intoxication chronique entraîne troubles digestifs et cutanés.

Interactions

- L'absorption est favorisée par les vitamines A,C, E.
- L'absorption est diminuée par argent, cuivre, cobalt.
- Il protège contre les effets des métaux lourds.

Toxicité

Peut-être pour des doses élevées, mais elle semble rarement observée.

Principales utilisations médicales

■ Protection de l'organisme, encore plus indispensable chez les personnes à risques : alcool, tabac, nombreux plombages en bouche.
■ Prévention du vieillissement.
■ Prévention du cancer.

D'autres utilisations médicales

■ Stérilité masculine.
■ Cardiologie : en traitement complémentaire (infarctus, hypertension...).
■ Maladies inflammatoires.

En pharmacie

■ Il existe sous plusieurs formes et présentations : Granions® (ampoules buvables), Microsol® (flacons unidoses buvables), Oligogranul® (granules à sucer), Oligosol® (ampoules perlinguales), Oligostim® (comprimés à sucer).
- Posologie : une dose de l'un de ces produits, une ou deux fois par jour, sauf pour Granions® qui est très dosé (960 mcg par ampoule).
■ Vous pouvez vous aider de Sélénium ACE® :
- Composition : 75 mcg de sélénium par comprimé et vitamines A, C, E.
- Présentation : boîte de trente comprimés.
- Posologie : un comprimé par jour.

LE SILICIUM

Largement plus utilisé dans l'industrie qu'en médecine, il donne d'ailleurs son nom à la Silicon Valley, le fief de la recherche en informatique aux États-Unis.

Rôle

Aussi indispensable à la croissance des bactéries qu'à celle des plantes et des animaux, il est essentiel aussi bien au développement de l'embryon qu'à la formation du squelette (minéralisation) et sa croissance, ceci indépendamment de la vitamine D. Il est un des éléments actifs de lutte contre l'athérosclérose, puisque la mortalité coronarienne diminue dans les régions où l'eau est la plus riche en silicium. Il joue un rôle fondamental dans la biosynthèse du collagène et du tissu conjonctif : des troubles des phanères et de la peau (ongles et cheveux cassants, vergetures par perte de l'élasticité des tissus, processus de vieillissement accéléré...) apparaissent dès qu'il n'est plus présent en quantités suffisantes.

Métabolisme

Pas bien connu ; son élimination est essentiellement urinaire.

Sources

Les végétaux en sont riches : il se trouve surtout dans les parties externes des légumes et céréales (sauf le maïs et le seigle), les agrumes, la bière, le champignon, l'olive, le radis, le son (++)..., mais les habitudes alimentaires modernes tendent à réduire sensiblement son apport. La prêle est la plante qui contient le plus de silice.

ail et oignon

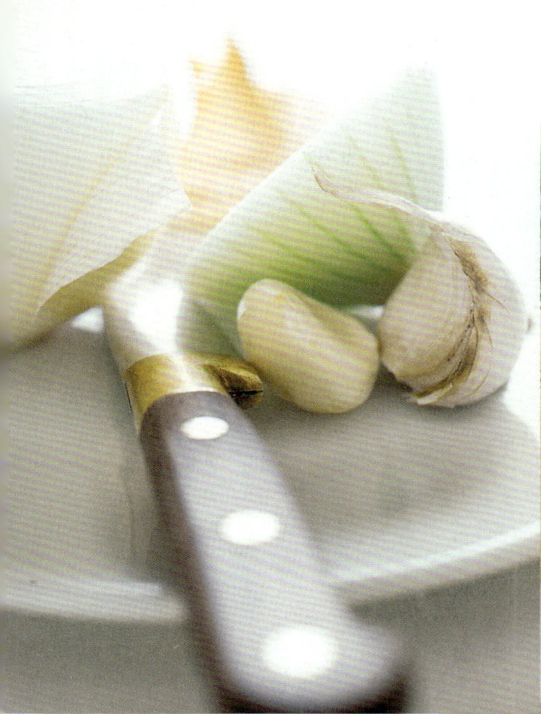

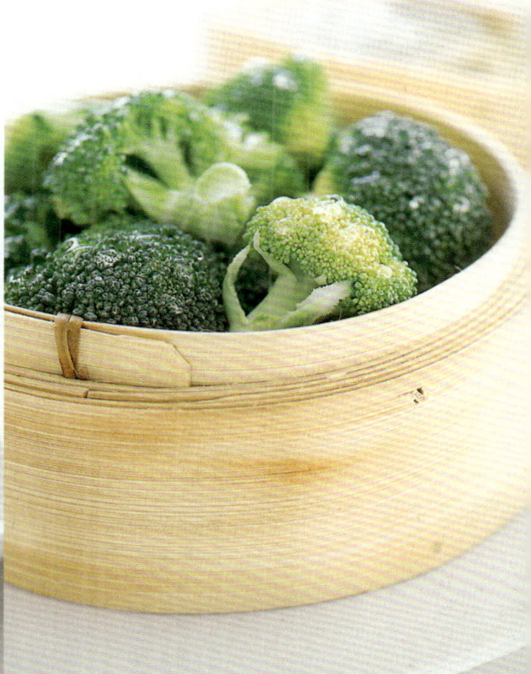

brocoli

Les champignons font partie des végétaux bien qu'ils ne possèdent ni tiges, ni feuilles, ni racines et qu'ils ne contiennent pas de chlorophylle. Ils sont peu caloriques tout en étant très riches en protéines. Ils contiennent également du sélénium, du zinc et de la vitamine E, ce qui leur vaut de figurer parmi les meilleurs aliments-santé.

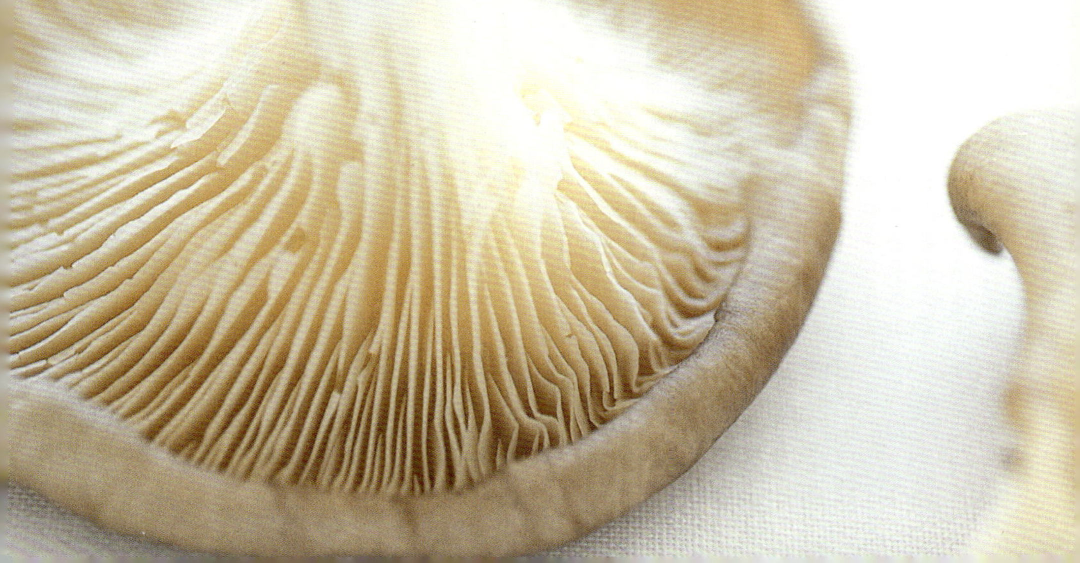

Besoins

Compris entre 10 et 30 mg, normalement couverts par l'eau et les aliments végétaux.

Carence

Une alimentation pauvre en silicium est responsable chez l'animal de malformations des os et des cartilages : sa diminution chez l'homme entraîne le vieillissement des artères, des articulations, du tissu conjonctif.

Excès

Aucun trouble décrit.

Toxicité

Dans l'industrie, l'inhalation de poussières de silice et d'amiante sont respectivement responsables d'une fibrose pulmonaire (silicose) et de cancers du poumon (mésothéliome).

Principale utilisation médicale

■ Troubles de la minéralisation.

D'autres utilisations médicales

■ Protection en général, et de la qualité de la peau en particulier.
■ Tendinite.

En pharmacie

■ Dissolvurol® : spécialité à base de silice colloïdale.
- Présentation : flacon de quarante-cinq ml de solution buvable.
- Posologie : trente gouttes dans un peu d'eau, deux fois par jour.

LE ZINC

Longtemps méconnu encore qu'il ait été historiquement un des premiers oligo-éléments reconnus comme indispensables, il est actuellement celui sur lequel travaillent le plus les chercheurs du monde entier.

Rôle

Il réalise une protection fort importante de l'organisme par son intervention dans quelque deux cents réactions chimiques, en particulier presque toutes celles nécessaires à la synthèse des protéines et au métabolisme des acides nucléiques (l'expression des gènes). Il est par conséquent actif sur la croissance, les voies respiratoires, le système endocrinien, l'immunité, la reproduction, la sexualité (libido)... Il est, avec le sélénium, un des deux oligo-éléments impliqués dans la bonne marche du système antiradicalaire (voir page 118).
Une étude récente réalisée aux États-Unis montre qu'une supplémentation en zinc durant la grossesse est associée à une augmentation du poids de naissance et du périmètre crânien du bébé avec une mortalité moindre, ce qui plaiderait pour une supplémentation systématique des femmes enceintes.

Métabolisme

Absorbé par l'intestin, stocké dans le foie, éliminé principalement par les selles.

Sources

Répandu dans de très nombreux aliments, mais surtout les fruits de mer, les huîtres (++) et coquillages, le poisson. On le trouve également dans la viande (100 g de foie en apportent 8 mg), le jaune d'œuf, les céréales, le pain complet, la levure de bière, la noix, et quelques légumes (brocoli, champignon, épinard, haricot).

Les aliments les plus riches en zinc (pour 100 g)
Huître : 16 mg
Foie de veau et de porc : 9 mg
Germes de blé : 7 mg
Pain complet : 5 mg
Noix de cajou grillée : 5 mg
Amande grillée : 4 mg
Graine de tournesol : 4 mg
Jaune d'œuf : 4 mg
Viande de bœuf : 4 mg

Besoins

10 mg par jour chez l'enfant de 1 à 10 ans, 15 mg chez l'adulte, 20 mg pendant la grossesse... probablement pas strictement couverts par une alimentation même variée (son absorption est d'environ 10 % des quantités ingérées).

Carence

Elle serait beaucoup plus fréquente qu'annoncée, aggravée encore par la consomma-

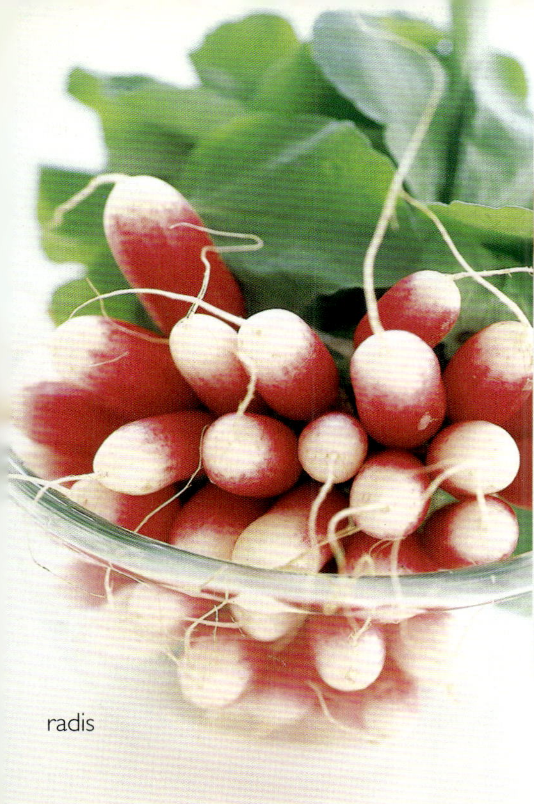

radis

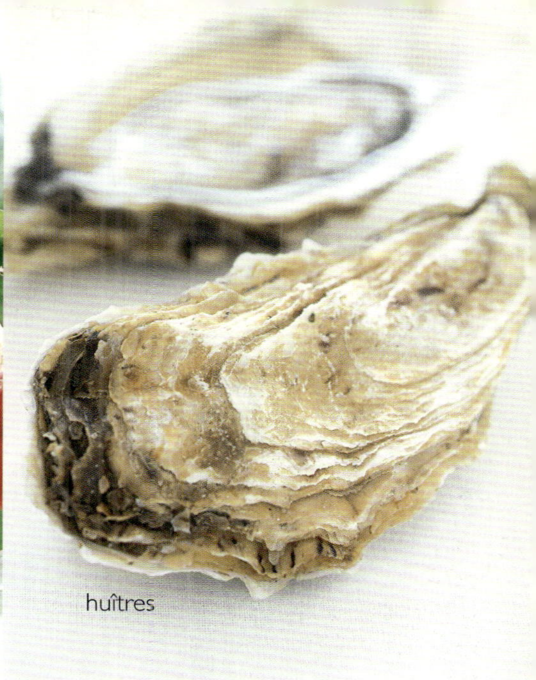

huîtres

Comme le fer, le zinc végétal est moins bien absorbé que le zinc animal, ce dont il faut tenir compte dans le choix des apports. Les végétariens sont plus exposés à une carence.
Le cuivre et le zinc, surtout après cinquante ans, et principalement chez les femmes, sont les deux éléments pour lesquels les risques de carence sont les plus importants.

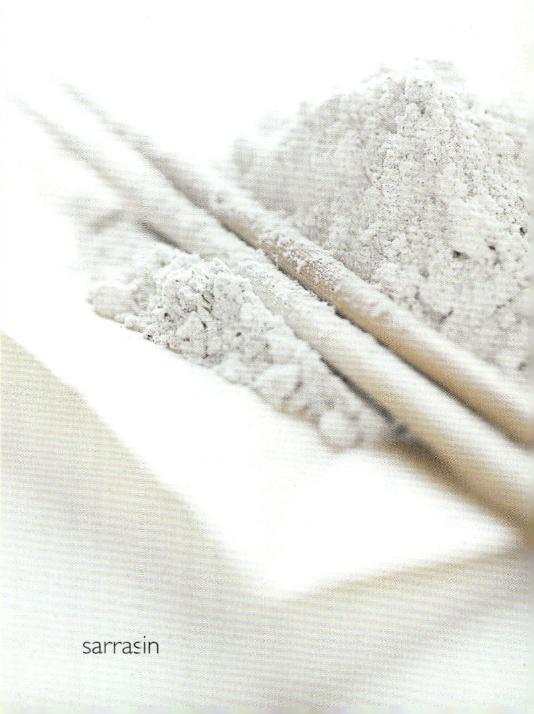

sarrasin

tion d'alcool, de diurétiques, certaines maladies intestinales ou rénales, les régimes végétariens (le zinc animal est mieux assimilé que le végétal), ou la consommation de pain complet qui inhibe son absorption ; cette carence peut entraîner des troubles digestifs, une peau sèche ou ulcérée, la chute des cheveux, les ongles cassants, tachés ou dédoublés, une sensibilité accrue aux infections, des troubles de la vue, et dans certains cas un retard de croissance ou un nanisme chez l'enfant.

La femme enceinte doit tout particulièrement veiller à ne pas être carencée en zinc, car la présence de cet élément protège le développement psychomoteur du futur bébé et réduit la fréquence des complications de l'accouchement.

Interactions

- Les aliments riches en phytates (blé complet, haricot, maïs, soja, son...) diminuent son absorption, tout comme l'alcool, les tanins, certains antibiotiques, l'aspirine, la pilule ; le pain au levain est là aussi préférable au pain au son.
- Il entre en compétition avec calcium, cuivre, fer.
- Un régime riche en cuivre entraîne une diminution du zinc.

Attention aux associations illogiques de fer et de zinc dans le même produit, ou aux prises régulières de fer qui risquent de créer ou démasquer une carence en zinc.

Excès

Aucun signe dans les conditions normales, sauf parfois quelques nausées.

Toxicité

Il n'y a pas de réelle toxicité, mais il convient de ne pas dépasser des doses de 150 mg par jour car l'effet bénéfique peut alors s'inverser.

La prise de zinc, pourtant immunostimulant en temps normal, doit être suspendue lors d'un épisode infectieux car les germes se servent au passage et en profitent pour proliférer.

Principales utilisations médicales

■ Protection de l'organisme, encore plus indispensable chez les personnes à risques : alcool, tabac, nombreux plombages en bouche.

■ Prévention du vieillissement.

■ Prévention du cancer.

■ Rôle anti-infectieux et stimulant de l'immunité.

■ Prédiabète où il est utilisé seul, diabète avéré où il peut être associé aux traitements classiques.

D'autres utilisations médicales

Elles sont loin d'être toutes connues et s'enrichissent régulièrement grâce aux multiples travaux et publications scientifiques qui lui sont consacrés :

■ Fatigue générale et sexuelle.

■ Dermatologie.

■ Pertes du goût et de l'odorat.

En pharmacie

■ Il existe sous de nombreuses formes : Fémiplexe® (gélules), Granions® (ampoules buvables), Microsol® (flacons unidoses buvables), Oligo-essentiels® (solution buvable), Oligogranul® (granules à sucer), Oligosol® (ampoules perlinguales), Oligostim® (comprimés à sucer).

- Posologie : une dose de l'un de ces produits, une ou deux fois par jour.

■ Mais aussi sous forme de Bio-zinc® :

- Composition : mélange de zinc (5 mg par capsule), de vitamines A et B6.
- Présentation : flacon de soixante capsules.
- Posologie : deux capsules par jour chez l'adulte, une par jour chez l'enfant.

■ Rubozinc® :

- Présentation : boîte de trente gélules dont chacune en contient 15 mg.
- Posologie : deux gélules le matin pendant quelques semaines.
- Indication : essentiellement l'acné.

TROIS ÉLÉMENTS TOXIQUES

L'ALUMINIUM

À défaut d'être d'un usage courant en médecine, il est l'oligo-élément le plus utilisé dans l'industrie car il est à la fois léger et bon conducteur de l'électricité et de la chaleur.

Rôle

Mal connu : il serait régulateur du sommeil et de la nervosité, il agirait sur les retards psychomoteurs de l'enfant.

Métabolisme

Absorbé en quantités infimes à la partie haute du tube digestif et par les poumons, il se concentre préférentiellement dans les reins, le foie, le cerveau (où la concentration augmente avec l'âge), les muscles, les glandes parathyroïdes, et la moelle osseuse. Il s'élimine principalement dans les urines mais aussi dans les selles. Il s'accumule dans l'organisme lorsque les apports sont supérieurs à 1 gramme par jour : il devient alors vite toxique, surtout pour le cerveau.

Sources

Une alimentation courante apporte quotidiennement à un adulte entre 10 et 100 mg d'aluminium, dont la plus grande partie n'est fort heureusement pas absorbée car insoluble. On le trouve surtout dans les végétaux (chou, oignon, persil, poireau, pomme de terre), mais également dans la viande de cheval. L'eau de boisson contient 20 à 50 mcg par litre d'aluminium soluble, mais les eaux acides peuvent en apporter plus.

Besoins

Ils sont faibles mais mal connus, tout comme son rôle physiologique.

Excès

Surtout par exposition aux poussières de minerais ou de métaux dans l'industrie, mais aussi lors de l'administration prolongée de médicaments actifs contre les brûlures d'estomac (gels d'alumine).

Toxicité

Pour les os, le foie, le cœur lorsque les apports quotidiens sont trop importants. Il a été responsable chez des malades atteints d'insuffisance rénale, de troubles psychiques graves, de difficultés d'élocution, de crises d'épilepsie, voire d'encéphalite, dus en fait à sa trop grande concentration dans l'eau du rein artificiel. Il est souvent élevé chez les personnes séniles, serait peut-être impliqué dans la maladie d'Alzheimer.

En pharmacie

Il est un élément polluant et toxique qui ne devrait être ni prescrit ni utilisé en thérapeutique.

L'ARSENIC

Surtout connu parce qu'il a longtemps été «l'instrument» des grandes tentatives d'empoisonnement.

Rôle

Pas parfaitement connu : il interviendrait dans le métabolisme des acides aminés et du zinc, participerait aux transferts d'énergie, favoriserait la croissance chez l'animal.

Métabolisme

Absorbé par le tube digestif ou inhalé par la respiration, il est distribué dans tout l'organisme, éliminé principalement dans les urines mais aussi par les selles, la peau, les cheveux, la sueur...

Sources

Nous en absorbons environ 1 mg par jour, contenu principalement dans les légumes (pomme de terre) et les viandes (porc beaucoup plus que bœuf). Mais il est également présent dans les céréales complètes, les fruits de mer, les crustacés, les poissons (sole)...

Besoins

Non connus.

Indications

Autrefois utilisé dans le traitement de la syphilis, il a actuellement peu d'adeptes qui lui reconnaissent une petite action stimulante.

Excès

L'intoxication chronique est responsable de problèmes gastro-intestinaux sérieux, de manifestations cutanées, de troubles nerveux périphériques (polynévrite), d'un affaiblissement général. L'intoxication aiguë, en général pour homicide, est mortelle pour des doses comprises entre 70 et 180 mg, dans un tableau digestif sévère avec état de choc.

Carence

Elle entraîne une croissance perturbée, des troubles de la reproduction, une diminution de la fertilité et parfois des morts subites d'origine cardiologique.

Toxicité

Elle a rarement l'occasion d'être constatée en dehors des tentatives d'empoisonnement qui lui valent sa sinistre réputation... en partie injustifiée d'ailleurs.

En pharmacie

Cet oligo-élément n'est actuellement plus prescrit en thérapeutique.

LE BISMUTH

Il a constitué pour toute une génération le traitement des angines, mais il ne semble jouer aucun rôle naturel chez l'homme.

Rôle

Autrefois utilisé dans le traitement de la syphilis, puis en gastro-entérologie (sous la forme de sous-nitrate) jusqu'à ce qu'il soit interdit en France tout en restant autorisé dans d'autres pays européens. Il est préventif et surtout curatif des affections ORL (angines et laryngites).

Toxicité

Pour le système nerveux principalement (signes neuropsychiques plus ou moins graves), surtout lors de traitements prolongés.

En pharmacie

Cet oligo-élément n'est actuellement plus prescrit en France au grand dam de la plupart des gastro-entérologues qui le considèrent comme un médicament sûr et efficace.

DEUX OLIGO-ÉLÉMENTS LARGEMENT UTILISÉS MAIS MAL CONNUS

Ils font partie du groupe des métaux précieux, tout comme le platine : ils ont en commun leur rareté qui fait tout leur prix, possèdent des propriétés physico-chimiques de résistance qui expliquent leur utilisation industrielle et en bijouterie.

L'ARGENT

Il est, parmi les métaux, le meilleur conducteur thermique et électrique.

Rôle

On ne lui connaît aucune fonction précise dans l'organisme : il possède une action bactéricide générale et antiseptique locale (le nitrate d'argent) qui explique son utilisation courante comme anti-infectieux.

Métabolisme

Des traces peuvent être décelées dans plusieurs organes (thyroïde, foie, ovaires et utérus).

Toxicité

Les intoxications aiguës sont rares, touchant préférentiellement le foie et le rein ; l'intoxication chronique entraîne l'argyrie, responsable d'une coloration gris-bleu de la peau, pouvant persister de façon indélébile, très gênante au plan esthétique. Des allergies cutanées ont été rapportées, mais peut-être sont-elles dues à une intolérance à l'alliage.

En pharmacie

■ Granions d'Argent® :
- Composition : complexe colloïdal.
- Présentation : boîtes de dix ampoules buvables de deux ml.
- Posologie : une ou deux ampoules par jour dans un demi-verre d'eau.

L'OR

C'est le fameux métal jaune à l'origine d'une des pages les plus épiques de l'histoire des États-Unis.

Rôle

Stimulant des réactions de défense, à la fois anti-inflammatoire et anti-infectieux, utilisé depuis longtemps contre certaines affections rhumatismales inflammatoires chroniques.

Un peu d'histoire

Ce métal précieux passe au Moyen Âge pour une panacée qui guérit presque tout, hante le cerveau des savants, des religieux, des philosophes, des rois et bien sûr des alchimistes qui rêvent de convertir en or, grâce à la pierre philosophale, tout ce qu'ils touchent. De trop nombreuses propriétés médicales lui sont attribuées et il est largement utilisé pour toutes les maladies : il «guérit» la goutte, la vérole, la peste, la lèpre, fortifie le cœur, ressuscite même les morts... Il tombe quelques dizaines d'années dans l'oubli, est réhabilité au XIXe siècle pour son efficacité contre la syphilis et les maladies vénériennes, puis définitivement admis en thérapeutique pour le rôle stimulant des défenses immunitaires que nous lui reconnaissons encore actuellement.

Métabolisme

Il est mal connu : il serait stocké dans la moelle osseuse, le foie, la peau, les os, lors de l'utilisation de doses médicamenteuses.

En pharmacie

■ Seul dans Granions d'Or® :
- Composition : complexe colloïdal.
- Présentation : boîtes de dix ampoules buvables de deux ml.
- Posologie : une ou deux ampoules par jour, dans un demi-verre d'eau.

■ L'association avec le cuivre et l'argent est utilisée depuis 1946 pour son action anti-inflammatoire, anti-infectieuse, dynamisante ; elle existe sous plusieurs formes : Oligo-essentiels® (solution buvable), Oligogranul® (granules à sucer), Oligoscl® (solution buvable), Oligostim® (comprimés à sucer)...
- Posologie : une dose de l'un de ces produits, une à deux fois par jour.

■ Alors que l'oligo-élément or est sans danger, les sels d'or, utilisés par les rhumatologues dans le traitement de fond de la polyarthrite, reconnaissent plusieurs contre-indications, nécessitent une surveillance clinique et biologique attentive, sont relativement mal tolérés et responsables de nombreux effets secondaires.

APPORTS ET BESOINS QUOTIDIENS RECOMMANDÉS POUR UN ADULTE

L'O.M.S. a établi les normes des besoins quotidiens recommandés des principaux oligo-éléments.

En France, des chiffres fixés par la Direction de la consommation et de la répression des fraudes se réfèrent aux apports quotidiens recommandés qu'il convient de ne pas dépasser : les besoins sont destinés à empêcher les maladies de carence, les apports sont une notion plus large et plus souple.

Calcium : 800 mg par jour
Phosphore : 800 mg
Magnésium : 350 mg
Zinc : 15 mg
Fer : 15 mg
Manganèse : 3,5 mg
Cuivre : 2 mg
Iode : 150 mcg
Chrome : 25 mcg
Sélénium : 75 mcg
Cobalt : 0,3 mcg
Silicium : non définis
Fluor : difficile à préciser

Prenons l'exemple de la vitamine C : une directive de la répression des fraudes établie en 1999 indique que les apports de cette vitamine par complément alimentaire ne doivent en aucun cas dépasser 120 mg par jour, alors que les besoins quotidiens recommandés se situent à 60 mg.

En France, malgré des apports caloriques abondants, l'alimentation n'apporte pas la quantité quotidienne recommandée pour de nombreux micronutriments essentiels : plus de 60 % des adultes ne reçoivent pas la quantité recommandée en vitamine B1, plus de 80 % celle préconisée de vitamine B6, pratiquement 100 % celle de vitamine E ou D ; chez les personnes âgées, plus de 60 % manquent de magnésium, plus de 80 % de zinc, plus de 90 % des femmes manquent de fer.

Cette situation d'une alimentation quantitativement suffisante mais qualitativement mal équilibrée se retrouve dans la plupart des pays occidentaux, même si la composition des repas et le choix des aliments sont effectués de façon attentive. Les techniques de l'industrie agro-alimentaire, qui enlèvent aux fruits, légumes et céréales une bonne partie de leurs minéraux, sont probablement les grandes responsables... et justifient la supplémentation, plus ou moins importante selon les cas, que nous vous invitons à réaliser impérativement.

CHOISIR L'OLIGO-ÉLÉMENT MÉDICAMENT

Les apports se font habituellement par l'alimentation qui doit être variée et de qualité. Lorsqu'il y a une carence, ces oligo-éléments peuvent être administrés sous forme de médicaments : ceux-ci se présentent sous diverses formes galéniques et dosages variables : gouttes buvables, ampoules perlinguales ou injectables, flacons doseurs, comprimés, granules, gélules, capsules molles... Le mode d'administration le plus couramment employé reste perlingual.

LES PRINCIPAUX OLIGO-ÉLÉMENTS DU COMMERCE

Les différentes présentations d'oligo-éléments peuvent être distinguées en fonction de plusieurs critères :

1. La forme galénique retenue : ampoules buvables, ampoules perlinguales, gouttes buvables, comprimés, gélules, globules, granules...
2. La présentation «unitaire» ou «complexe» : dans ce cas, deux ou trois oligo-éléments sont associés.
3. La personnalisation par une préparation magistrale.
4. La concentration différente selon les présentations.

Si nous voulons rester simples, considérons qu'il existe trois façons de prescrire l'oligothérapie :

- Des apports à fortes doses ou allopathiques, tels qu'ils sont réalisés par la plupart des médecins avec le calcium, le magnésium, le fer...
- Des apports plus faibles, voisins des besoins alimentaires, tels que nous les effectuons en nutrithérapie.
- Les apports très faibles de l'oligothérapie réactionnelle (ou catalytique), que nous pouvons rapprocher d'une «oligothérapie homéopathique».

Pour fixer les idées : prenons deux oligo-éléments souvent prescrits pour traiter les troubles nerveux, le lithium et le magnésium. Voyons leurs concentrations respectives dans cinq présentations vendues en pharmacie ; ce qui illustre bien leurs mécanismes d'action différents, et par conséquent les effets attendus en choisissant tel ou tel produit.

	Lithium	**Magnésium**
- Granions®	1 mg	3,8 mg
- Oligo-essentiels®	0,5 mg	30 mg
- Oligosol®	280 mcg	104 mcg
- Oligogranul®	55 mcg	23 mcg
- Oligostim®	3 mcg	12 mcg

solutions buvables

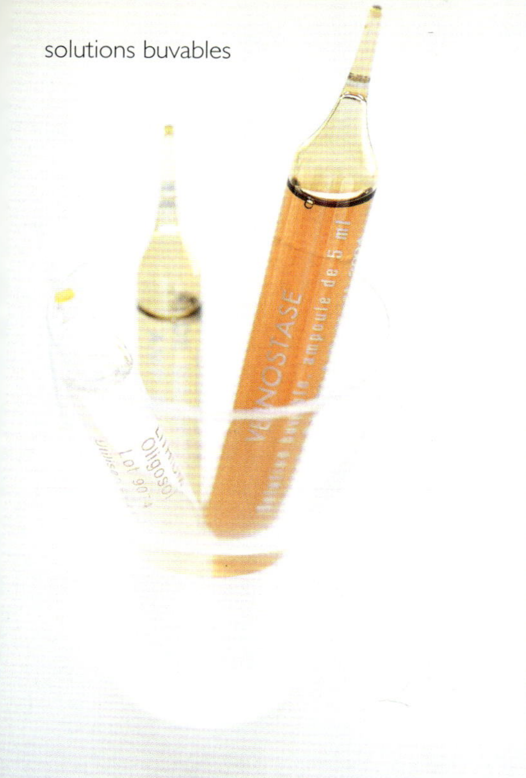

Oligo-éléments et vitamines contribuent au maintien de la santé qui dépend de leur présence et de leur équilibre. Une alimentation équilibrée et variée devrait en principe les apporter à l'organisme en quantités suffisantes, ce qui n'est malheureusement pas toujours le cas : une supplémentation est bien souvent indispensable. On les trouve sous différentes présentations.

capsules

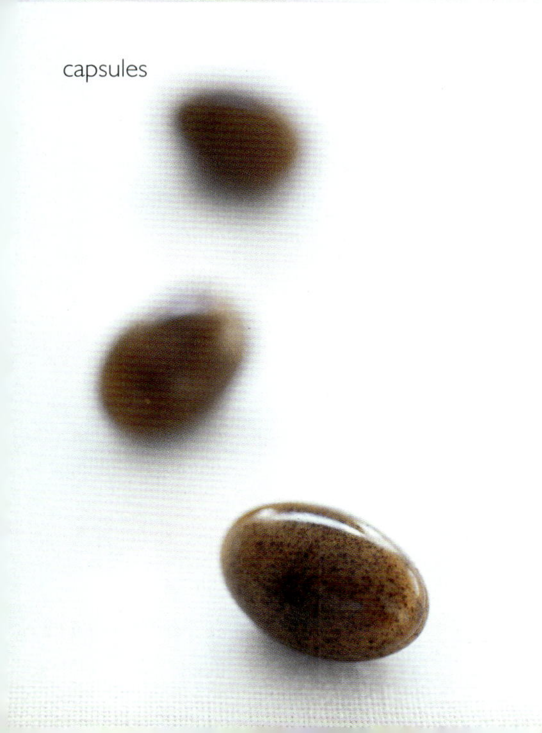

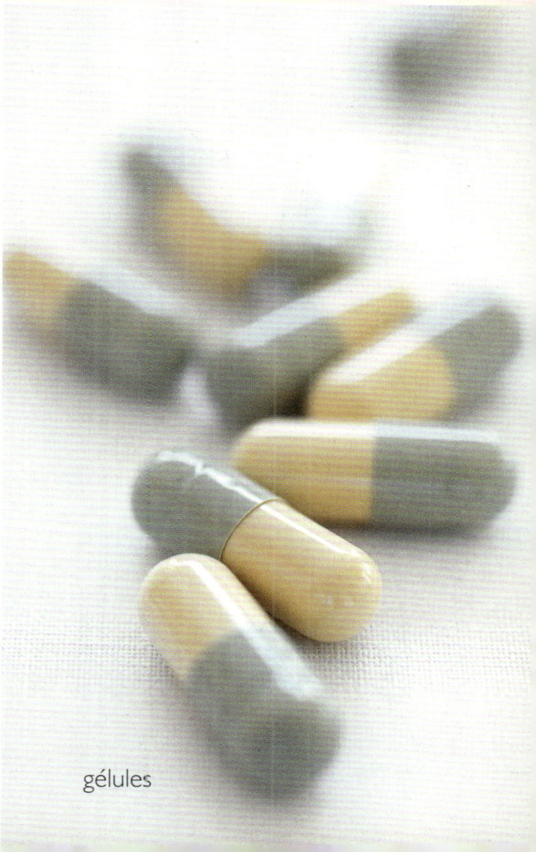

gélules

Les formes unitaires

■ Granions® :
- Composition : complexe colloïdal.
- Présentation : boîtes de dix ampoules buvables de deux ml.
- Produits disponibles : argent, cuivre, lithium, magnésium, manganèse, or, sélénium, soufre, zinc.
- Groupe : oligothérapie nutritionnelle.
- Posologie : une à deux ampoules par jour, dans un demi-verre d'eau, en dehors des repas.

■ Microsol® :
- Sel utilisé : pidolate.
- Présentation : boîtes de trente flacons unidoses buvables de un ml.
- Produits disponibles : cuivre, fluor, lithium, magnésium, sélénium, soufre, zinc.
- Groupe : oligothérapie nutritionnelle.
- Posologie : une à deux unidoses buccales par jour, dans un peu d'eau, en dehors des repas.

■ Oligo-essentiels® :
Ce sont des micronutriments qui apportent 25 % des A.Q.R. (apports quotidiens recommandés) pour une posologie de un ml.
- Sel utilisé : pidolate.
- Présentation : flacon de quarante-cinq ml de gouttes buvables.
- Produits disponibles : chrome, cuivre, fer, fluor, lithium, magnésium, manganèse, phosphore, potassium, soufre, zinc.
- Groupe : oligothérapie nutritionnelle.
- Posologie : un ml par jour dans un peu d'eau.

■ Oligogranul® :
- Sel utilisé : gluconate.
- Présentation : boîtes de deux tubes de quatre-vingt-dix granules pour tous, sauf le sélénium (tubes de soixante).
- Produits disponibles : cobalt, cuivre, fluor, lithium, magnésium, manganèse, phosphore, sélénium, soufre, zinc.
- Groupe : oligothérapie réactionnelle.
- Posologie : quatre granules à laisser fondre sous la langue, une ou deux fois par jour.

■ Oligosol® :
- Sel utilisé : gluconate.
- Présentation : boîtes de quatorze ampoules perlinguales de deux ml.
- Produits disponibles : aluminium, cobalt, cuivre, fluor, iode, lithium, magnésium, manganèse, phosphore, soufre, zinc.
- Groupe : oligothérapie réactionnelle.
- Posologie : une ampoule, une ou deux fois par jour, à garder trente secondes sous la langue avant de l'avaler.

■ Oligostim® :
- Sels utilisés : gluconate, lactate, sel de sodium...
- Présentation : tubes de quarante comprimés sublinguaux.
- Produits disponibles : aluminium, cobalt, cuivre, fluor, lithium, magnésium, manganèse, phosphore, sélénium, soufre, zinc.
- Groupe : entre l'apport nutritionnel et l'oligothérapie catalytique.
- Posologie : un comprimé à sucer, une ou deux fois par jour.

Les formes complexes

Des associations d'oligo-éléments existent : elles peuvent rendre service en simplifiant la prescription pour le médecin et la prise des médicaments pour le malade, et surtout en jouant sur des synergies qui potentialisent les effets des minéraux administrés seuls :

■ Microsol® :
- Associations : Manganèse-cobalt, Manganèse-cuivre, Zinc-nickel-cobalt...
- Présentation : flacons unidoses de un ml buvables.

■ Oligocéan® :
Ce mélange microdosé au 1/10 000e de poudre de bernique, coque, huître contient 34 minéraux.

- Posologie : deux gélules par jour pour l'adulte, une par jour pour l'enfant.

■ Oligo-essentiels® :
- Associations : Zinc-nickel-cobalt, Cuivre-or-argent, Manganèse-cobalt, Manganèse-cuivre.
- Présentation : solution buvable.
- Posologie : un ml par jour.

■ Oligogranul® :
- Associations : Cuivre-or-argent, Manganèse-cobalt, Manganèse-cuivre, Manganèse-cuivre-cobalt, Nickel-cobalt, Zinc-cuivre, Zinc-nickel-cobalt.
- Présentation et posologie : quatre granules à sucer, une ou deux fois par jour.

■ Oligosol® :
- Associations : Cuivre-or-argent, Manganèse-cobalt, Manganèse-cuivre, Manganèse-cuivre-cobalt, Zinc-cuivre, Zinc-nickel-cobalt.
- Présentation : flacon pressurisé ou ampoules de deux ml buvables.

■ Oligostim® :
- Associations : Cuivre-or-argent, Manganèse-cobalt, Manganèse-cuivre, Manganèse-cuivre-cobalt, Zinc-cuivre, Zinc-nickel-cobalt.
- Présentation et posologie : un à deux comprimés à sucer.

■ Stimuplexe® :
- Associations : Manganèse-cobalt-cuivre-zinc.

LES INDICATIONS MÉDICALES DES PRINCIPALES ASSOCIATIONS

Cuivre-or-argent : moindre résistance aux infections, fatigue.

Manganèse-cobalt : troubles neurovégétatifs, fatigue.

Manganèse-cuivre : allergie, fatigue.

Zinc-nickel-cobalt : troubles du métabolisme des sucres, surcharge pondérale.

De nombreuses autres associations de vitamines, de minéraux, d'acides aminés, existent sur les marchés (para)pharmaceutiques et diététiques.

INTERACTIONS ÉLÉMENTS-ÉLÉMENTS

Elles existent et compliquent encore (ou aident à solutionner) le problème :
- Cuivre et fer : si le rég me est pauvre en cuivre, une anémie s'observe plus fréquemment, d'où la nécessité d'adjoindre les deux.
- Zinc et cuivre : l'apport de l'un fait baisser l'autre.
- Zinc et fer : des apports excessifs de zinc entraînent une diminution du cuivre, comme nous venons de le voir, mais également du fer, alors qu'un apport très faible augmente son stockage.

Nous n'insisterons jamais assez sur la nécessité de toujours équilibrer les apports.

INTERACTIONS ÉLÉMENTS-VITAMINES

De nombreuses interactions bénéfiques sont à présent bien connues :
- La synergie antioxydante du sélénium et de la vitamine E pour prévenir, voire corriger les effets du vieillissement.
- La vitamine B6 joue un rôle important dans l'assimilation du magnésium et augmente l'efficacité du zinc pour la peau.
- Le chrome forme avec la vitamine B3 un facteur «tolérance au glucose».

Attention par contre aux associations vitamine C-cuivre-fer qui sont volontiers pro-oxydantes.

PRESCRIPTION

Elle comporte souvent des administrations séquentielles d'un ou de plusieurs oligo-éléments, associés ou en alternance.

Une «fenêtre thérapeutique» de quelques jours ou quelques semaines peut s'intercaler entre deux séquences.

La durée du traitement est fonction de la gravité ou de la chronicité de l'affection.

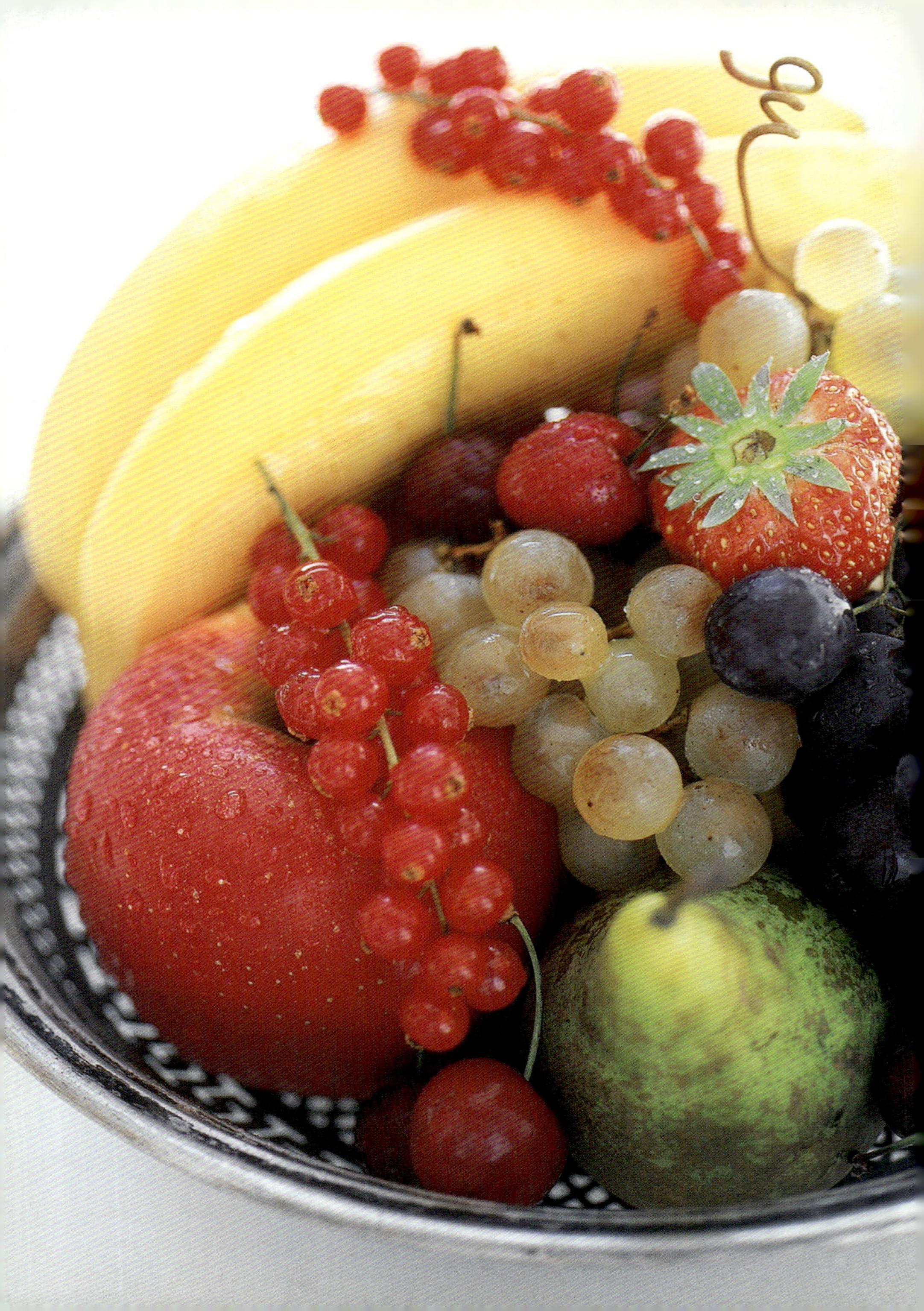

LES VITAMINES ONT DANS LES ESPRITS UNE AURA QUASI MAGIQUE, UN POUVOIR PRESQUE SURNATUREL, ET SONT SYNONYMES DE CROISSANCE, DE VITALITÉ, DE BONNE SANTÉ ET DE LONGÉVITÉ, CE QUI EST DU RESTE CONFIRMÉ PAR LES TRAVAUX SCIENTIFIQUES LES PLUS RÉCENTS.

Définition et propriétés principales

Vitamine vient du latin *vita* (vie) et de *amine* (substance qui contient de l'azote), mais contrairement à ce que l'on croyait alors, elles n'en contiennent pas toutes... Le terme est toutefois resté. Nous ne savons pas les synthétiser et devons par conséquent les apporter de l'extérieur ou les trouver dans l'alimentation.

- Elles proviennent de substances animales ou végétales.
- Elles sont assimilées par l'organisme lors de la digestion.
- Elles sont indispensables à la vie puisqu'elles contribuent à la production des globules du sang, des hormones, des neuromédiateurs cérébraux..., fournissent de l'énergie, sont absolument nécessaires à la croissance cellulaire et au fonctionnement des organes.
- Ces substances chimiques organiques sans valeur énergétique peuvent être considérées comme des nutriments, au même titre que les protéines, les glucides, les graisses, les minéraux.
- Elles sont présentes dans l'organisme en petites quantités : elles ont donc une action très puissante.

Un rôle plus complet

Nous savons que les vitamines ont un domaine d'activité très large puisqu'elles interviennent dans de nombreuses réactions chimiques souvent fort importantes, nous y reviendrons plus loin pour chacune d'entre elles.

- Elles participent à la production d'énergie.
- Elles nous permettent de mieux lutter contre l'infection en améliorant le «terrain» cher aux homéopathes.
- Elles neutralisent les agents toxiques grâce à leurs propriétés antioxydantes.
- Elles concourent à réparer les tissus, elles entrent d'ailleurs dans la constitution de certaines membranes cellulaires.
- Elles participent à la synthèse des neuromédiateurs impliqués dans l'humeur, la concentration, la mémoire...
- Elles aident aux phénomènes d'adaptation.

Une utilisation différente et prometteuse

La seule utilisation possible des vitamines a longtemps consisté à les apporter à faibles doses pour prévenir ou guérir des maladies liées à leur carence, mais notre attitude à leur sujet a considérablement changé depuis quelques années. Nous sommes à présent presque certains que des quantités supérieures peuvent contribuer à retarder des phénomènes inéluctables tels le vieillissement, prévenir la survenue des maladies cardio-vasculaires, empêcher l'apparition de certains cancers ou en améliorer le pronostic. Elles tendent donc actuellement à être utilisées plus largement, de façon à la fois préventive ou curative, à doses plus fortes, comme des médicaments classiques.

Deux exemples permettent de comprendre cette nouvelle démarche :

- L'association de calcium et de vitamine D prévient la décalcification (ostéoporose) et réduit ainsi le risque de fractures.
- De nombreuses publications scientifiques confirment chaque jour l'intérêt croissant des vitamines antioxydantes (A, C, E) dans la prévention ou la prise en charge des maladies cardio-vasculaires ou du cancer.

Les apports quotidiens recommandés

L'alimentation apporte des vitamines, des minéraux, des acides aminés, des acides gras... à doses variables ; chaque pays a d'ailleurs fixé les quantités nécessaires ou A.Q.R. (Apports Quotidiens Recommandés) pour couvrir les besoins de la plus grande partie (95 %) de la population (enfants, adolescents, hommes, femmes, ou personnes âgées).

- Ces apports nécessaires en vitamines sont en fait difficiles à évaluer : il existe en effet des variations de besoins individuelles ou fonction de circonstances particulières : âge, sexe, période de croissance, grossesse, allaitement, pratique intensive du sport, maladie associée, prise de pilule, infection, stress, pollution, tabac, régime végétarien... Il faudrait en outre tenir compte de la prévention à long terme, ce qui n'est en règle générale pas fait : la vitamine C est conseillée à des doses de 80 mg par jour, alors qu'il serait nécessaire d'apporter autour de 0,5 gramme par jour pour réduire le risque de cancer, les maladies cardio-vasculaires ne commencent à diminuer que pour des doses de 100 U.I. (unité internationale) de vitamine E, bien supérieures aux A.Q.R (18 U.I. par jour soit cinq fois plus bas).

- La quasi-totalité des travaux scientifiques confirme des apports très inférieurs aux A.Q.R., pourtant déjà trop bas : l'étude de référence, effectuée dans le Val de Marne montre qu'une grande partie de la population ne possède pas un statut satisfaisant en une ou plusieurs vitamines (B1, B2, B6, B9, C, D).

Carences ou subcarences

- L'amélioration du niveau de vie a quasiment fait disparaître dans les pays occidentaux les grands tableaux d'avitaminoses et les maladies correspondantes (béribéri, pellagre, rachitisme, scorbut, xérophtalmie). Même une alimentation variée, choisissant des produits frais et de qualité, recourant à des modes de cuisson non agressifs, n'est pas capable d'apporter la quantité de vitamines nécessaire pour l'ensemble de la population. Des groupes à risques subsistent du fait de circonstances particulières (grossesse, grands malades...) ou de comportements déviants (alcool, tabac, prise de médicaments toxiques...) ; les personnes âgées sont également très souvent carencées.

- Les différentes enquêtes épidémiologiques réalisées retrouvent souvent des apports vitaminés insuffisants sans symptômes décelables, mais probablement responsables à moyen ou plus long terme d'une augmentation de la survenue de certaines maladies : les experts pensent que des apports accrus en micronutriments ou vitamines pourraient en effet diminuer de 20 à 40 % l'incidence des maladies chroniques, ce qui doit faire à la fois réfléchir et agir. Les apports quotidiens recommandés évitent les situations de carence dans la majorité des cas, mais seuls des apports optimaux, plus élevés, permettent à l'organisme de fonctionner avec une efficacité vraiment maximale.

- Le tabac est doublement dangereux pour la santé : il libère à chaque bouffée une grande quantité de radicaux libres très agressifs pour l'organisme, mais il détruit également la vitamine C, ce qui augmente les risques ultérieurs de maladies cardio-vasculaires et de cancers.

Les raisons du déficit en vitamines

Elles tiennent à cinq facteurs principaux :

- La sédentarité a diminué la ration calorique, donc la quantité de vitamines apportées.
- La part des graisses dans l'alimentation a augmenté, alors qu'elles sont plutôt pauvres en vitamines.
- Les procédés de culture, en particulier le recours massif aux herbicides et pesticides, ont diminué la quantité des vitamines et minéraux contenus dans les fruits et légumes, d'autant que ceux-ci sont à présent souvent cultivés en serre, cueillis avant maturation, conservés plus ou moins longtemps avant consommation.
- Les modes de conservation, de préparation, de conditionnement ont tendance à appauvrir la teneur en vitamines : le four à micro-ondes par exemple, de plus en plus utilisé dans les restaurants et collectivités, détruit les vitamines A, B ou C, très sensibles à la chaleur.
- De nombreux médicaments, l'alcool, le tabac suppriment ou empêchent la fixation de certaines vitamines.

Les sources alimentaires, nécessaires mais pas toujours suffisantes

Les apports en vitamines dépendent de l'alimentation, certaines d'entre elles sont largement réparties dans de nombreux aliments, d'autres ne sont présentes que dans certains types d'aliments.

Apports en vitamines

Viandes, poissons et œufs : A, B et D.
Produits laitiers : A, B2, B5, B8, B12 et D.
Pains et céréales : B.
Fruits et légumes : bêtacarotène, B9, C, et K.
Matières grasses : A, D et E.

- Certains aliments qui contiennent relativement peu de vitamines mais sont consommés souvent (pomme de terre et vitamine C) sont finalement une source plus importante que certains autres très concentrés mais qui ne font pas partie de l'alimentation courante (huile de foie de poisson et vitamine A).
- Il faut aussi parfois relativiser les apports alimentaires puisqu'un régime végétarien strict apporte «seulement» 200 mg de vitamine C : il est donc nécessaire de bien connaître les limites des apports alimentaires pour conseiller la supplémentation, chaque fois qu'elle est nécessaire ou indispensable.
- Les vitamines sont présentes dans la quasi-totalité des aliments mais aucun à lui seul ne contient les 13 en quantité suffisante pour satisfaire nos besoins ; il est donc nécessaire d'avoir une alimentation équilibrée et variée : «manger varié» reste vrai mais «manger varié évite les carences» est faux.
- Les viandes aussi bien blanches que rouges, le poisson, les œufs, les laitages renferment autant de vitamines que les fruits et légumes.
- Il est enfin parfois difficile de préciser la quantité exacte de vitamines contenues dans certains aliments : un fruit peut contenir des concentrations variables de vitamine C selon sa variété, sa maturité, ses conditions de culture, la météo..., un poisson ou une viande peuvent contenir des quantités variables de vitamines et minéraux selon les zones de pêche ou les conditions d'élevage, ce dont il faut tenir compte dans le calcul ou plus exactement l'estimation des apports.

Les limites de l'alimentation

- Il ne faut surtout pas imaginer que celle-ci est parfaitement équilibrée et qu'elle fournit à doses suffisantes les vitamines et oligo-éléments dont notre corps a besoin : toutes les études confirment qu'une grande partie de la population est carencée.
- Il ne semble pas possible actuellement, même par une alimentation variée, d'atteindre 80 % des A.Q.R. pour la plupart des vitamines sans augmenter la quantité de nourriture, avec ses risques propres d'obésité et de maladies cardio-vasculaires : il est donc nécessaire de supplémenter en vitamines, ce qui ne veut pas dire surconsommer comme le font par exemple les États-Unis car cela est non seulement inutile mais parfois dangereux.

La supplémentation est entrée dans les mœurs

Il est maintenant acquis que l'alimentation ne suffit pas toujours à couvrir les besoins en vitamines et oligo-éléments puisqu'on est obligé de donner systématiquement :
- de l'acide folique (vitamine B9) aux femmes enceintes pour éviter des malformations fœtales ;
- du fer pour corriger leur anémie ;
- de la vitamine D aux enfants pour prévenir le rachitisme ;
- de la vitamine K aux nouveau-nés pour éviter les hémorragies ;
- ou d'enrichir parfois le lait en vitamine D et en minéraux.

L'enrichissement consiste à ajouter des vitamines dans des aliments qui n'en contiennent pas à l'état naturel (lait de soja et calcium), dont la teneur est insuffisante (lait et vitamine D), dont le mode de fabrication (chaleur et vitamine C) les a supprimées : il s'agit ici de rétablir les valeurs initiales.

Les carences dans les groupes à risques

Elles peuvent bien entendu entraîner les maladies correspondantes (béribéri, pellagre, rachitisme, scorbut, xérophtalmie) mais elles sont le plus souvent responsables chez nous de symptômes non spécifiques : fatigue, troubles nerveux, anémie, grosse langue, problèmes cutanés...

Les maladies de carences

Xérophtalmie : vitamine A.
Béribéri : vitamine B1.
Pellagre : vitamine B3.
Anémie de Biermer : vitamine B12.
Scorbut : vitamine C.
Rachitisme : vitamine D.

Les principales subcarences

La femme : fer, magnésium.
La femme sous pilule : vitamine B6.
La femme constipée sous huile de paraffine : vitamines A, E, D, K.
Le nourrisson : vitamine D.
L'enfant : vitamines C et D, zinc.
L'adolescent : vitamine C, calcium, zinc.
Le sportif : vitamines B1, C, E et magnésium.
Le fumeur : bêtacarotène, vitamines B, C, E.
La personne âgée : vitamines B1, B6, B9, B12, C, D, calcium, zinc.
La grossesse : vitamines A, B6, B9, B12 et D, calcium, fer, magnésium, zinc.
Le régime végétarien : vitamine B12, fer, zinc.
Le régime végétalien : vitamines B12 et D.
Le régime amaigrissant : vitamines B1, B3, B6, D et E.

Propriétés physico-chimiques

Il existe deux types de vitamines :
- Les premières, solubles dans l'eau (hydrosolubles), donc très facilement diluées puis éliminées par les urines, doivent être apportées en permanence à l'organisme, elles n'exposent à aucun risque de surdosage ou de toxicité (sauf pour la vitamine B6) : nous trouvons ici les huit vitamines du groupe B et la vitamine C.
- Les secondes, solubles dans les graisses (liposolubles), peuvent être stockées par l'organisme : les vitamines A, D, E et K.

Les vitamines sont en règle générale fragiles, surtout la vitamine C : elles sont souvent en partie détruites par la cuisson, le chauffage, la lumière, l'oxydation. Les vitamines hydrosolubles sont entraînées par l'eau de lavage, le blanchiment, la cuisson à l'eau. Les vitamines liposolubles doivent être apportées à l'occasion d'un repas ou en présence de graisse : la carotte libère beaucoup mieux son bêtacarotène assaisonnée d'un peu d'huile d'olive que croquée seule au milieu de la matinée.

Métabolisme

Elles sont apportées par l'alimentation, absorbées dans l'intestin grêle, stockées plus ou moins massivement dans les organes, souvent le foie, où elles jouent leur rôle avant d'être éliminées dans les urines ou les selles.

Des interactions médicamenteuses

De nombreux médicaments interfèrent et peuvent venir empêcher l'absorption des vitamines ; la liste est longue et fastidieuse ; le mieux dans le doute est d'en parler à votre médecin.

Incidents et accidents

- Le risque de surdosage n'est quasiment jamais alimentaire mais presque toujours le fait des concentrés de vitamines.
- La plupart des vitamines sont peu ou pas toxiques : les vitamines C, E et 6 vitamines du groupe B laissent une grande liberté de manœuvre, la vitamine B9 possède une bonne marge de sécurité, attention par contre à l'administration prolongée de vitamine B6 et surtout aux vitamines A et D.
- Contrairement à ce qui est parfois dit, les vitamines ne font pas grossir.

Les treize vitamines

- Vitamine A (rétinol), bêtacarotène (provitamine A)
- Vitamine B1 (thiamine)
- Vitamine B2 (riboflavine)
- Vitamine B3 ou PP (acide nicotinique, nicotinamide, niacine)
- Vitamine B5 (acide pantothénique)
- Vitamine B6 (pyridoxine)
- Vitamine B 8 ou H (biotine)
- Vitamine B9 (acide folique)
- Vitamine B12 (cobalamine)
- Vitamine C (acide ascorbique)
- Vitamine D (ergocalciférol = D2, cholécalciférol = D3)
- Vitamine E (tocophérol)
- Vitamine K (phylloquinone)

VITAMINE A OU RÉTINOL

Elle est utilisée empiriquement depuis la nuit des temps puisque la consommation de foie de bœuf (riche en vitamine A) pour le traitement des cécités est déjà conseillée sur des papyrus égyptiens vieux de trente-cinq siècles et par Hippocrate à ses compatriotes grecs. La vitamine A existe sous deux formes, le rétinol et le bêtacarotène, mais le nom désigne tous les dérivés qui ont une activité comparable à la molécule de base, ce qui explique la nécessité des équivalences parfois complexes.

Propriétés physico-chimiques

Insoluble dans l'eau, facilement soluble dans les graisses et les huiles, instable à la lumière et en milieu acide. Les caroténoïdes, dont le chef de file est le bêtacarotène, résistent bien à la congélation mais beaucoup moins à la chaleur et la lumière, puisqu'ils perdent entre 20 à 30 % de leur contenu en vitamine A.

Il est recommandé de cuire «al dente» les aliments qui en contiennent beaucoup et de les consommer avec un filet d'huile d'olive.

À propos des propriétés physico-chimiques

Elles sont importantes à connaître car elles permettent de comprendre certaines précautions ou conseils d'utilisation :

- Insoluble dans l'eau : l'eau de cuisson des aliments ne contient pas de vitamine A.
- Soluble dans les graisses : il est préférable d'absorber les aliments conseillés avec un peu d'huile, possibilité d'utiliser le produit sous forme de pommade (Avibon®).
- Instable en milieu acide : la vitamine A doit donc être apportée sous forme de capsules qui vont s'ouvrir dans l'intestin et pas dans l'estomac.
- Instable à la lumière : nécessité de flacons de conservation opaques ; le beurre rance ne contient plus de vitamine A.

Rôle classique

C'est véritablement la vitamine de l'œil puisque sa carence représente dans le monde la première cause de cécité chez l'enfant. Elle intervient également sur la croissance, le développement et la protection de la peau (excellent cicatrisant). Les rétinoïdes, substances très actives dont la formule chimique est proche du rétinol, ont investi la prise en charge de l'acné ; ils ont malheureusement des effets secondaires trop importants (risque de malformation chez le bébé), difficiles à accepter pour une affection sans risque vital.

Nouvelles propriétés

Elle fait partie des trois vitamines douées de propriétés antioxydantes, c'est-à-dire qu'elle joue un rôle dans la prévention et la prise en charge des maladies cardio-vasculaires et du cancer, et qu'elle peut intervenir pour retarder, minimiser voire empêcher certains symptômes du vieillissement.

La vitamine A intéresse les chercheurs en raison d'une corrélation à peu près certaine entre la consommation de fruits et légumes et la diminution de la fréquence de survenue de certains cancers (ORL, œsophage, poumon). Les fumeurs ont des taux de bêtacarotène beaucoup plus bas que les non-fumeurs, ce qui diminue leurs réactions de défense et pourrait favoriser la survenue des cancers. Si l'on ajoute le fait que l'alcool, souvent associé au tabac, détruit les réserves de vitamine A stockée dans le foie, nous comprenons mieux que cette «association de malfaiteurs» soit si agressive pour la santé. Alors, si vous n'arrivez pas à arrêter de fumer et boire, mettez-vous au moins aux fruits et légumes.

Une étude publiée récemment a jeté le trouble en montrant que des supplémentations de bêtacarotène pouvaient augmenter le risque de cancer du poumon chez des fumeurs et des travailleurs de l'amiante, peut-être par un effet cocarcinogène (voir «Lexique»). L'hétérogénéité des résultats expérimentaux, la connaissance fragmentaire des mécanismes d'action, la modestie des données épidémiologiques, les risques toxiques pour des doses finalement modérées doivent par conséquent inciter à une supplémentation prudente.

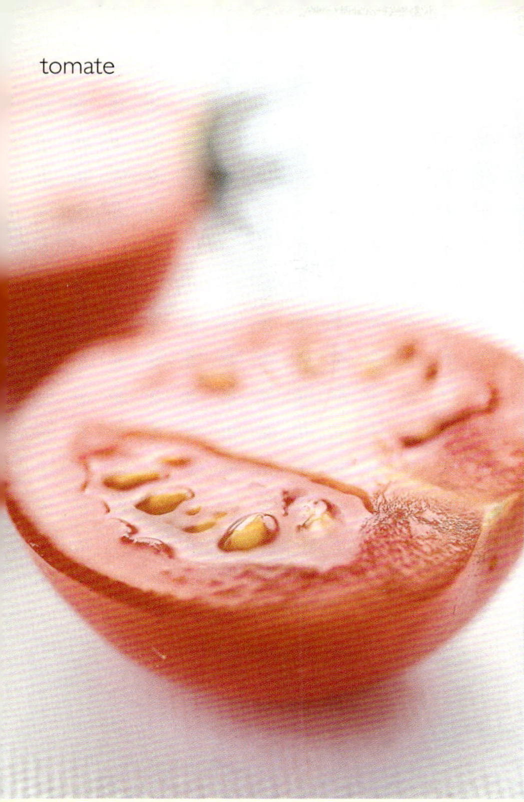

tomate

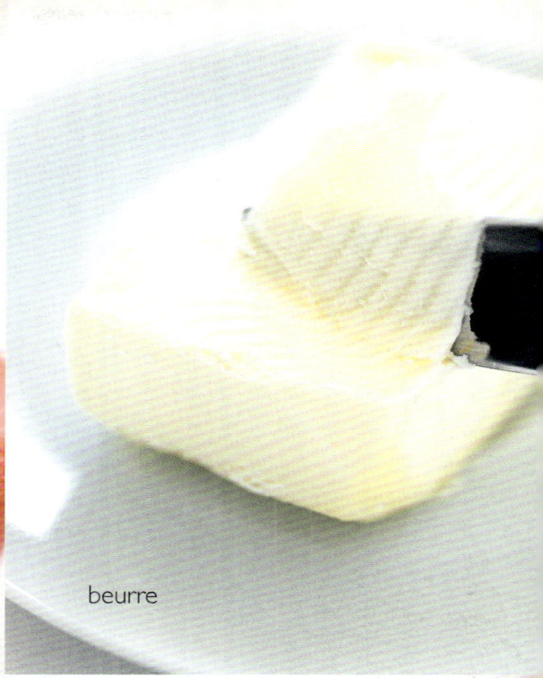

beurre

Le bêtacarotène est le plus important des caroténoïdes, groupe d'environ 560 pigments ou substances présents dans les fruits et légumes, et qui donnent par exemple leur couleur au saumon et au homard ; il possède, en dehors de son action vitaminique, des propriétés antiradicalaires (voir page 118) intéressantes dans la prévention du cancer et des maladies cardiovasculaires.

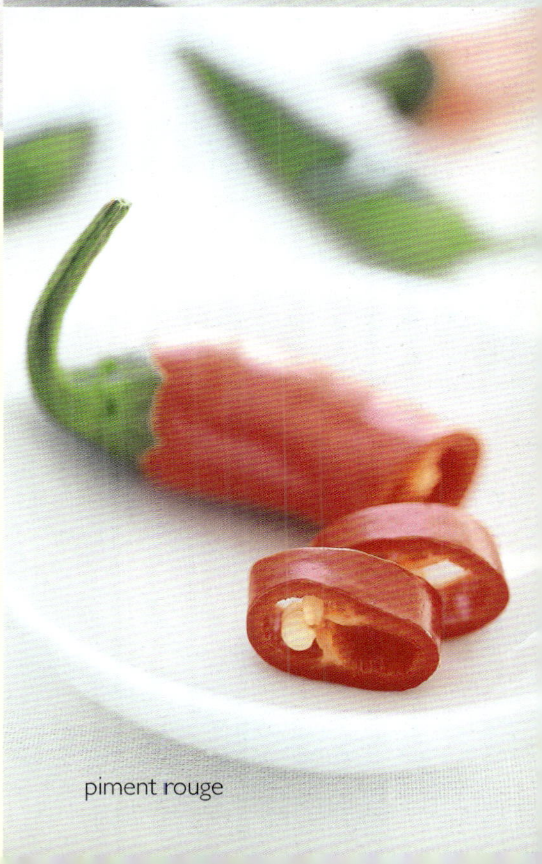

piment rouge

Les résultats semblent meilleurs avec les fruits et légumes qu'avec le bêtacarotène, ce qui pourrait suggérer l'intervention d'autres composés pour le moment non identifiés.
La communauté scientifique s'interroge et reste d'ailleurs divisée sur l'innocuité de donner du bêtacarotène autrement que sous forme alimentaire, et conseille de s'en tenir aux apports quotidiens recommandés ou A.Q.R. (voir «Lexique»).
Une chose est par contre sûre : les vitamines A et E, grâce à leurs propriétés antioxydantes, protègent la peau, les muqueuses, les bronches, l'appareil digestif... en plus du cœur et des vaisseaux.

Caroténoïdes
Ces quelque cinq cents substances et pigments différents, dont une cinquantaine peuvent être métabolisées en vitamine A chez l'homme, sont présents dans les fruits et légumes, leur procurent leur couleur (orange, rouge, jaune), leur goût, leur odeur... et leurs effets bénéfiques sur la santé.
- Longtemps considéré comme un simple précurseur de la vitamine A, le bêtacarotène a vu son importance s'individualiser très progressivement grâce à ses propriétés antiradicalaires.
- Le lycopène, qui n'est pas un précurseur de la vitamine A, possède une extraordinaire activité antioxydante supérieure au bêtacarotène, mais est répandu beaucoup moins largement : il se trouve principalement dans la tomate, mais aussi dans le pamplemousse rose, la papaye, la pastèque.
- La lutéine est surtout présente dans le maïs mais également dans le brocoli, le(s) chou(x), les légumes verts.

Métabolisme
Absorbée dans l'intestin grêle, elle passe dans la circulation, est stockée dans le foie, rejoint les différents organes où elle joue son rôle, avant d'être éliminée dans les urines ou les selles.
Chez un sujet qui va bien, la presque totalité de la vitamine A est stockée dans le foie qui contient environ 90 % des réserves de l'organisme. Le bêtacarotène diffuse par contre vers la plupart des tissus, pour les protéger de l'oxydation.

Sources
On la trouve dans les aliments d'origine animale prête à être utilisée directement par l'organisme, mais également dans les végétaux sous forme de bêtacarotène ou provitamine A, qui, en présence de graisses, est transformée en vitamine A.
La vitamine A est présente principalement dans les foies animaux ++ (bœuf, lapin, porc, veau...), les huiles de foies de poissons (flétan ++, hareng, morue, requin...), les laitages (beurre, crème, lait entier, yaourt...) et fromages gras (emmenthal, gorgonzola...), le jaune d'œuf...

Teneur en vitamine A de quelques aliments d'origine animale (pour 100 g)
Foie d'animaux : 5000 à 100 000 mcg
Foie de veau cuit : 75 000 U.I. mcg
Huile de foie de morue : 85 000 mcg
(la dose moyenne ingurgitée par la génération des enfants de l'après-guerre correspond environ à 33 000 U.I.).
Beurre : 1000 mcg
Œufs : entre 1000 et 1800 mcg
(les œufs de poules nourries à la farine contiennent beaucoup moins de vitamine A que les œufs des poules qui ont picoré dans les prés).
Crème : 300 mcg
Fromage à pâte molle : 225 mcg

Teneur en vitamine A de quelques aliments
3/4 de litre de lait entier : 250 mcg
25 g de beurre : 250 mcg
35 g de fromage : 90 mcg

Le bêtacarotène se trouve surtout dans les végétaux : abricot, brocoli, carotte, céleri, chou, courge, courgette, épinard, feuilles vertes des salades, lentille, mangue, melon, mûre, myrtille, orange, pamplemousse rose, papaye, pastèque, patate douce, pêche jaune, persil, piment rouge++, pissenlit, poivrons jaune et rouge, potiron, prune, tomate...

Teneur en bêtacarotène des fruits les plus riches (en mg pour 100 g de fruit)
Mangue fraîche : 2,9
Melon : 2 mg
Abricot sec : 1,6 mg
Abricot frais, kaki, mangue en boîte : 1,5 mg
Pruneau : 1 mg
Papaye fraîche : 0,9 mg

Teneur en bêtacarotène des légumes les plus riches (en mg pour 100 g)
Carotte crue, pissenlit : 8 mg
Carotte cuite : 7,5 mg
Épinard, persil, mâche, patate douce : 4 mg
Paprika, poivron rouge : 3,5 mg
Chou : 3 mg

Le lycopène, variété de caroténoïde, est surtout apporté par la tomate et ses dérivés (sauces, concentrés) mais aussi par la papaye, la pastèque, le pamplemousse rose. Il a besoin de graisses pour être pleinement efficace ce qui explique que la sauce tomate ou la tomate cuite et mijotée soient plus protectrices que la tomate crue.

Les fruits riches en lycopène (pour 100 g)
Goyave fraîche : 4,5 mg
Goyave (jus de) : 3 mg
Pamplemousse rose : 3 mg
Pastèque : 3 mg
Abricot sec : 0,6 mg

Les légumes riches en lycopène (pour 100 g)
Jus de tomate : 10 mg
Tomate : 6 mg
Échalote : 1,5 mg

Plusieurs études récentes ont établi une relation inversement proportionnelle entre la consommation de lycopène et l'apparition de cancers de la prostate.

Principales sources des apports alimentaires
- En rétinol : poisson, viande, œuf, produit laitier
- En bêtacarotène : fruits et légumes

Le pain et les céréales ne représentent que 0,5 % de l'apport en vitamine A, ce qui explique les cas de carence dans les pays d'Asie où le riz constitue la base de l'alimentation.

Besoins et supplémentation

Les apports minimaux permettent d'éviter les carences, les apports recommandés (A.Q.R.) assurent le fonctionnement de base de l'organisme, les apports optimaux contribuent à prévenir les maladies graves et à freiner le vieillissement.

- L'activité vitaminique a longtemps été exprimée en U.I. (Unité Internationale) ; les experts préfèrent actuellement la notion d'équivalent-rétinol ou «E-R» qui a l'avantage de pouvoir être utilisé à la fois pour la vitamine A et le bêtacarotène, une U.I. = 0,3 E-R ; certains continuent de chiffrer en mg, 1000 U.I. = 0,6 mg.
- Les besoins quotidiens sont de 350 E-R pour un nourrisson, de 400 à 800 E-R pour un enfant (en fonction de l'âge), 1000 E-R pour un homme adulte, 800 E-R pour une femme, 1000 E-R pendant la grossesse, 1300 pendant l'allaitement ; les carences ne sont pas rares, surtout chez les personnes qui suivent des régimes pauvres en matières grasses.
- 15 à 20 mg de bêtacarotène par jour, ce qui est très supérieur aux doses recommandées, sont intéressants et nécessaires pour prévenir les maladies cardio-vasculaires, diminuer les conséquences du tabac (en particulier protection contre le cancer), alors que la dose moyenne apportée quotidiennement par l'alimentation n'est que de 4 mg.

Attention, équivalences complexes

Les teneurs en vitamine A des aliments d'origine animale (qui contiennent du rétinol) sont exprimées en E-R, alors que les concentrations des végétaux sont fournies en mcg de bêtacarotène.

1 mcg de rétinol = 1 E-R = 6 mcg de bêtacarotène = 12 mcg de mélange de caroténoïdes = 3,3 U.I.

Statut nutritionnel

D'après les différentes enquêtes réalisées, 35 à 45 % des adultes ont des apports en vitamine A inférieurs du tiers aux doses préconisées. Nous consommons en effet de plus en plus de graisses, pauvres en vitamines, sans que la consommation de fruits et légumes progresse pour le moment de façon spectaculaire.

Carence

- Le manque de vitamine A est responsable d'une atteinte de la rétine (dont la vision nocturne est un des premiers signes) et de la cornée qui va s'opacifier et entraîner la cécité.
- La peau devient sèche et rugueuse, principalement aux membres inférieurs.
- Des retards de croissance peuvent être observés.
- Des signes d'anémie peuvent s'installer même si le régime est riche en fer.
- Une grande fragilité aux infections peut apparaître car le manque de vitamine A déprime le système immunitaire et fragilise les muqueuses (trachée, poumons).
- Les femmes sous pilule, les fumeurs, les alcooliques chroniques, les maladies d'Alzheimer ont des taux trop bas de vitamine A et ses dérivés. La prise régulière d'huile de paraffine pour traiter la constipation est responsable d'une diminution de l'absorption de la vitamine A.

Traitement préventif

Il repose sur une alimentation équilibrée qui couvre facilement les besoins.

Indications habituelles

■ Dermatologie principalement : certaines dermites sèches, fissurées (avec crevasses et gerçures), l'eczéma, l'acné, les problèmes de cicatrisation.

Les autres indications actuelles

■ Prévention et prise en charge des maladies cardio-vasculaires et du cancer.

■ Prévention des infections à répétition.

■ Protection des personnes à risques ou renforcement de l'immunité : fumeurs, alcooliques, malades graves (sida, cancer...).

■ Lutte contre les phénomènes du vieillissement... pour les freiner.

■ La communauté scientifique s'interroge et reste divisée sur le rôle préventif du bêtacarotène dans le cancer : de nombreuses études aux conclusions contradictoires sont publiées très régulièrement et n'ont pour le moment pas permis de trancher... mais une grosse présomption d'efficacité semble se dégager.

Contre-indications

- La grossesse : les fortes doses sont interdites surtout au premier trimestre, mais il y a néanmoins intérêt à conseiller aux femmes enceintes de la vitamine A alimentaire, à l'exception des foies de porc et de morue, beaucoup trop riches.
- L'insuffisant rénal qui passe au rein artificiel.

Toxicité

L'hypervitaminose, par surconsommation médicale le plus souvent (au-delà de 15 000 E-R par jour pendant longtemps), est responsable de fatigue, maux de tête, irritabilité, douleurs articulaires, nausées et vomissements mais surtout de troubles hépatiques graves (cirrhose) ou cutanés et d'anomalies fœtales (mais il faut toutefois dans ces cas-là absorber des doses importantes autour de 3500 E-R par jour comme cela se voit parfois aux États-Unis). Attention : les mélanges de vitamines du commerce contiennent très vite trop de vitamine A : il est donc tout à fait prudent de vérifier d'abord leur concentration, d'éviter leur prise continue sans avis médical, et de stopper immédiatement dès les premiers symptômes décrits ci-dessus, car un apport excessif est toxique.

Le bêtacarotène est lui dénué de toute toxicité : apporté en excès, il n'est pas transformé en vitamine A par l'organisme, il se dépose dans les tissus et donne une coloration orangée de la peau... mais encore faudrait-il manger plusieurs carottes à chaque repas pendant plusieurs semaines.

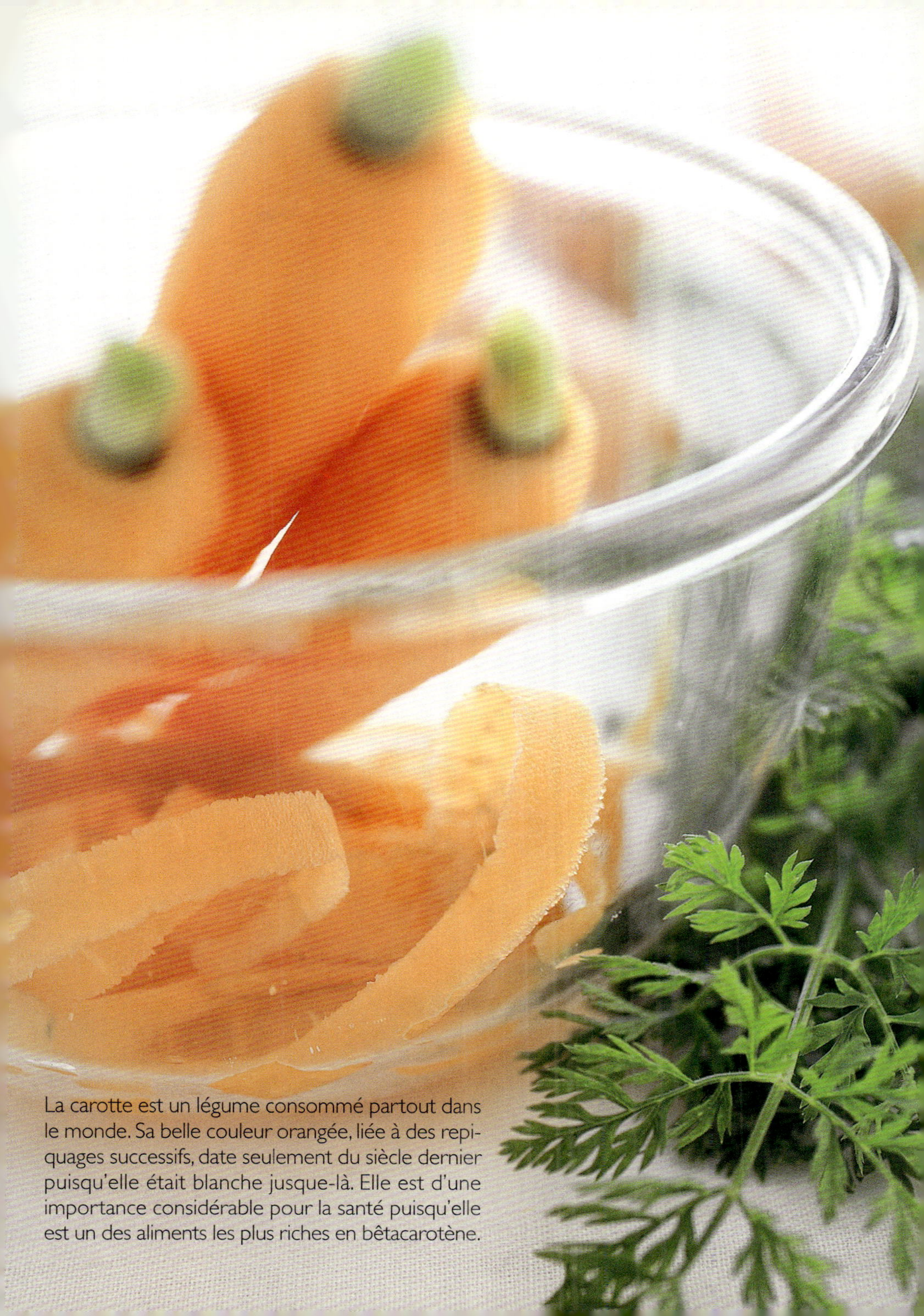

La carotte est un légume consommé partout dans le monde. Sa belle couleur orangée, liée à des repiquages successifs, date seulement du siècle dernier puisqu'elle était blanche jusque-là. Elle est d'une importance considérable pour la santé puisqu'elle est un des aliments les plus riches en bêtacarotène.

Les bonnes associations

- Vitamines C et E pour l'action antioxydante.
- Zinc.

Les antagonistes

- Les laxatifs huileux comme la paraffine.
- Les pansements gastriques.
- La cortisone en traitement prolongé.

En pharmacie

Ces médicaments sont réservés à une prescription médicale car la nécessité d'une supplémentation en vitamine A en France relève de circonstances particulières.

■ Vous pouvez vous aider de Rovigon® :
- Présentation : tube de trente comprimés, un comprimé = 3333 U.I. (associé à 70 mg de vitamine E).
- Posologie : un comprimé par jour en cures de vingt et un jours, deux fois par an.

■ Vous devez presque toujours donner la préférence au bêtacarotène, principalement d'origine alimentaire.

■ Pour apporter de la vitamine A à une femme enceinte, il convient de commencer par lui conseiller des fruits et légumes (riches en bêtacarotène) totalement dénués de toute toxicité.

■ Vous pouvez vous procurer en pharmacie des compléments d'origine naturelle de bêtacarotène dosés à 25 000 U.I. (soit 15 mg) par gélule, ou de lycopène dosés à 10 mg.

VITAMINE B1 OU THIAMINE

Elle est la première des vitamine du groupe B découverte, d'où son nom et son numéro de vitamine B1.

Propriétés physico-chimiques

Très soluble dans l'eau, ce qui explique qu'elle n'est pas stockée dans l'organisme, très sensible à la chaleur et aux U.V., sensible à un milieu alcalin, ce qui pose des problèmes d'appauvrissement par certains modes de préparation et de conservation.

À propos des propriétés physico-chimiques

Elles sont importantes à connaître car elles permettent de comprendre certaines précautions ou recommandations d'utilisation :
- La grande sensibilité de la vitamine B1 à la chaleur explique qu'il faille manger crus ou cuisinés à la vapeur les aliments qui en contiennent, plutôt que de les faire cuire dans de l'eau très chaude. Elle est, avec la vitamine C, la vitamine la plus fragile.
- La solubilité de la vitamine B1 dans l'eau explique qu'elle se retrouve dans le jus de viande ou l'eau de cuisson qui ne sont pas toujours consommés, ce qui entraîne une perte d'environ 40 % des apports.
- La sensibilité en milieu alcalin doit inciter à ne pas la faire cuire en présence de bicarbonate de soude, comme le font certains pour rendre un plat plus digeste.
- La congélation ne change rien mais le micro-ondes supprime 30 % de la vitamine B1.

Métabolisme

Absorbée à la partie haute de l'intestin, elle se distribue ensuite dans les organes (cerveau, cœur, foie, rein), est stockée surtout dans les muscles, éliminée par les urines. L'organisme en contient 25 mg en tout et pour tout.

Rôle

Elle participe de façon essentielle à la production d'énergie en utilisant les sucres de l'alimentation et permet, en intervenant sur la fabrication des neurotransmetteurs, la propagation de l'influx nerveux ; sa carence est responsable de troubles neurologiques d'apparition insidieuse évoluant vers une paralysie progressive ; les complications nerveuses de l'alcoolisme chronique qui peuvent aboutir à la démence constituent une véritable urgence nécessitant son apport immédiat, mais elle est tout aussi utile aux sportifs, aux femmes enceintes, aux personnes âgées, aux malades... car elle intervient dans de nombreuses étapes fort importantes du fonctionnement musculaire et cellulaire de l'organisme. Elle nécessite du magnésium pour remplir son rôle de façon optimale.

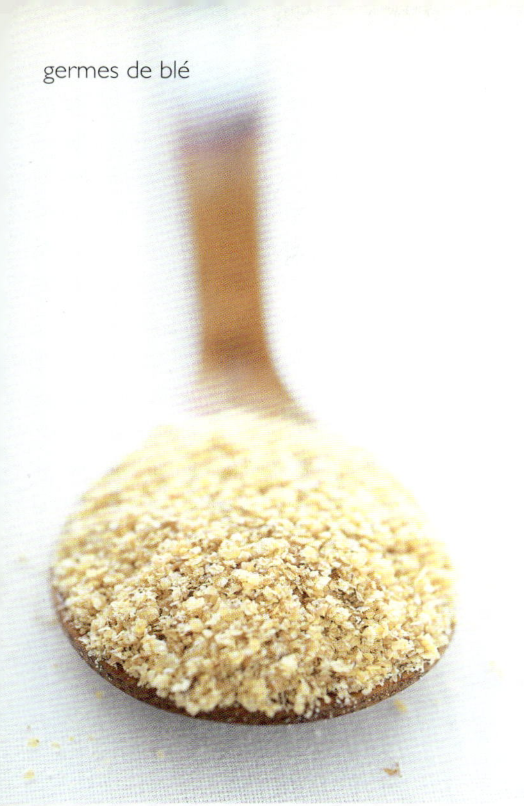

germes de blé

Les vitamines du groupe B

Elles forment une grande et fort importante famille puisqu'elles sont au nombre de huit et qu'elles participent toutes à la fourniture et au renouvellement de l'énergie indispensable au fonctionnement de l'organisme. D'une manière générale, les carences en vitamines du groupe B sont le fait d'un déficit global et rarement d'une d'entre elles.

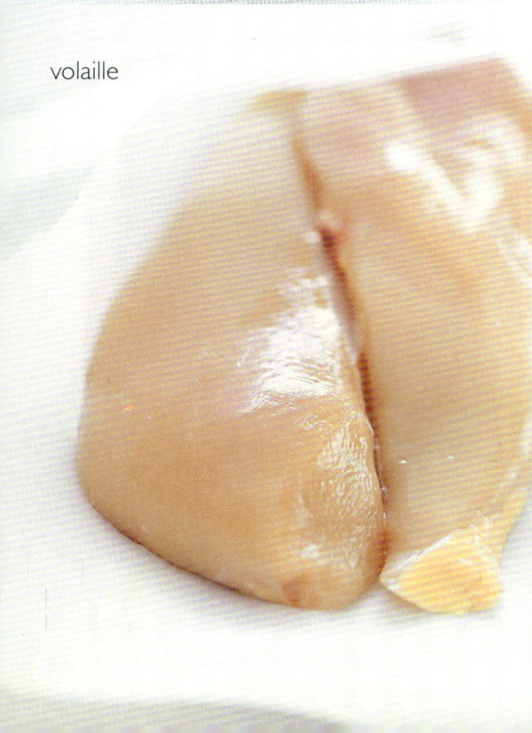

volaille

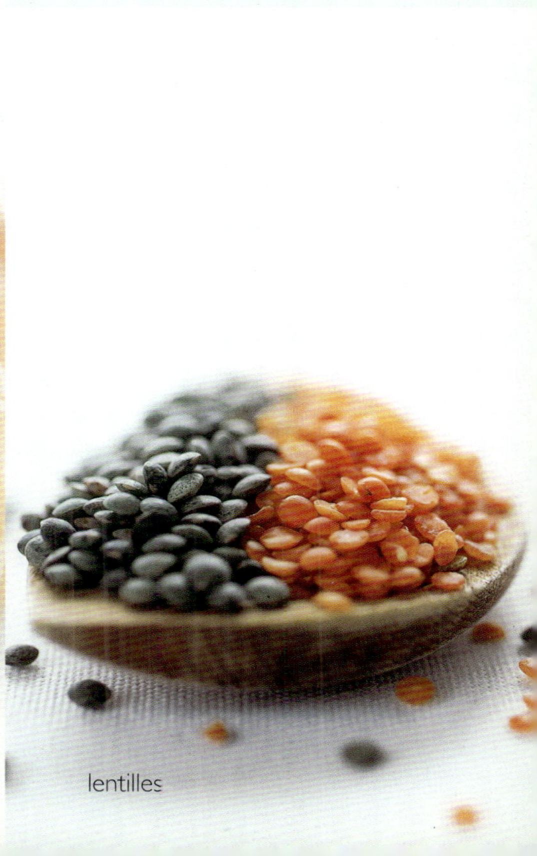

lentilles

Sources

Elle est présente dans la plupart des tissus animaux et végétaux mais parfois en très faible quantité, ce qui implique de recourir à une alimentation variée ; elle est tout de même plus concentrée dans le poisson et la viande (surtout volaille et porc ++) mais elle se trouve également dans la peau des céréales (germes de blé ++, flocons d'avoine), l'œuf, la pomme de terre, le lait, les légumineuses (haricot, lentille, petit pois...), les levures de bière et de boulanger, le pain complet, les pâtes, le riz complet, le soja, les fruits (abricot, banane, orange, pêche, poire, pomme, prune), la châtaigne, la noix, la noisette...

Principales sources des apports alimentaires

- Poisson, viande, œuf.
- Céréales, pain.

Statut nutritionnel

La vitamine B1 est actuellement apportée de façon insuffisante chez un(e) Français (e) sur deux, en raison principalement de la diminution régulière de la consommation de pain et du raffinage qui l'élimine presque totalement.

Besoins

Ils ne sont pas très élevés puisqu'il faut environ 1 mg par jour au sujet sain, beaucoup plus aux fumeurs, aux buveurs d'alcool ou de café, aux sportifs, aux gens stressés, aux malades chroniques (souffrant en particulier de diarrhée), aux femmes enceintes ou allaitantes (1,8 mg), beaucoup moins bien sûr au nourrisson (0,5 mg) ; les réserves s'épuisent assez vite en une à deux semaines d'alimentation carencée, puisque cette vitamine n'est pas stockée.

Carence

- L'avitaminose ou «béribéri» est exceptionnelle dans les pays industrialisés alors que les formes frustes sont probablement sous-estimées car les symptômes ne sont pas spécifiques : fatigue, irritabilité, anorexie, pertes de mémoire voire confusion mentale.

Le risque d'avitaminose est grand si l'alimentation est peu variée, recourt principalement voire exclusivement à des aliments très raffinés (farine blanche, riz poli), totalement appauvris en vitamine B1.

- Des personnes âgées, si elles sont alcooliques, peuvent présenter des troubles du comportement, de la confusion mentale, passer pour «démentes» alors qu'elles sont simplement carencées en vitamines B1, B9, B12.

Traitement préventif

Il repose sur une alimentation équilibrée qui couvre les besoins, mais il faut se méfier des situations particulières et des personnes à risques.

Indications habituelles

■ Manque d'énergie (fatigue inexpliquée, chez les sportifs...).

■ Troubles nerveux : déprime, spasmophilie, états d'agitation avec perte de mémoire...

■ Une fatigue inexpliquée doit d'abord se traiter par l'association vitamine B1, vitamine C, magnésium.

D'autres indications intéressantes

■ Femme sous pilule, enceinte, allaitante.

■ Alcoolisme chronique, car elle protège en partie des effets toxiques de la boisson.

■ Vitamine B1 et piqûres d'insectes : la prise de vitamine B1 avant de partir en voyage vers une destination lointaine est une bonne chose : elle diminue le risque de piqûres de moustiques (qui n'aiment pas son odeur), et calme ou supprime l'irritation liée à la cloque.

Contre-indication

Aucune.

Les bonnes associations

- Autres vitamines du groupe B.
- Vitamine C.
- Magnésium.

Les antagonistes

- Consommation de café ou/et d'alcool.
- Pansements gastriques.

Toxicité

Elle n'est absolument pas toxique par la bouche, même à doses importantes, car elle ne

s'accumule pas dans l'organisme ; il faut par contre se méfier d'une réaction allergique rare, le «choc thiaminique», lors d'une injection intraveineuse ou intramusculaire : il est donc souhaitable de préférer la prise orale.
Attention aux injections intraveineuses qui doivent être lentes.

En pharmacie

■ Bénerva® :

- Présentation : étui de quarante comprimés, un comprimé = 250 mg.
- Posologie : un comprimé par jour.

■ De nombreuses spécialités de pharmacie ou de parapharmacie ou les mélanges de vitamines contiennent régulièrement autour de 25 mg de thiamine.

VITAMINE B2 OU RIBOFLAVINE

Relativement sous-estimée jusque-là, en particulier parce qu'elle ne semblait pas avoir sur le système nerveux la même importance que ses «consœurs» du groupe B, les chercheurs commencent toutefois à s'y intéresser de plus près car elle jouerait un rôle indispensable dans les mécanismes de détoxication de l'organisme et interférerait dans les métabolismes des vitamines B3 et B6.

Rôle

Indispensable à de nombreuses réactions métaboliques permettant de stocker et de produire l'énergie nécessaire aux besoins de la cellule, elle participe à la synthèse des glucides, des graisses et des protéines, agit en association avec les autres vitamines du groupe B ; c'est la vitamine de la santé de la peau (utilisée dans certains eczémas, la séborrhée...), des ongles, des cheveux et de la bouche. Mais elle est également importante chez la femme enceinte pour aider à la croissance harmonieuse du bébé et éviter des anomalies du système nerveux. Elle aurait également une action antioxydante, permettrait une meilleure fixation du fer, aiderait à soulager la migraine.

Propriétés physico-chimiques

Soluble et stable en solution acide, instable en milieu alcalin, soluble (mais peu) dans l'eau, très sensible à la lumière et très instable aux U.V., stable à la chaleur et à l'oxydation, c'est elle qui colore les urines en jaune citron et qui donne aux compléments vitaminiques B leur odeur caractéristique.

À propos des propriétés physico-chimiques

Elles sont importantes car elles permettent de comprendre certaines précautions ou recommandations d'utilisation :

- Instable en milieu alcalin : mieux vaut ne pas faire cuire avec du bicarbonate de soude les aliments qui en contiennent.
- Sensible à la lumière : nécessité de conserver l'aliment dans un flacon opaque ; les fruits et légumes destinés à être mis en conserve subissent un blanchiment qui détruit 40 % de la vitamine B1. Le lait est conservé dans des flacons opaques pour protéger la vitamine B2.
- Stable à la chaleur : résiste bien à la cuisson, à la stérilisation.
- Soluble dans l'eau : préférer les cuissons à la vapeur ou nécessité de recueillir le jus de cuisson qui contient une bonne partie de la vitamine.

Métabolisme

Absorbée dans la partie haute du tube digestif, transportée vers cœur, foie, reins qui en sont riches, le stockage peu important s'épuise en 2 à 6 semaines ; l'élimination est surtout urinaire.

Sources

Très répandue dans la nature, elle est surtout contenue dans la levure, le foie et les rognons mais les habitudes alimentaires font qu'elle est principalement apportée par les laitages (yaourt), l'œuf, la viande (les abats sont des organes de stockage), le jambon cru, la chair des poissons gras (anguille, hareng, maquereau...), les légumes (avocat, brocoli, champignon, haricot, lentille, persil, pomme de terre...) et fruits (abricot, amande, datte, figue, noisette...).

Principales sources des apports alimentaires

- Produits laitiers.
- Poisson, viande, œuf.

Besoins

La dose quotidienne recommandée est de 0,6 à 1,8 mg selon les tranches d'âge et certaines circonstances particulières.

Statut nutritionnel

Satisfaisant chez les trois quarts de la population puisque la vitamine B2 est largement présente dans de nombreux aliments ; elle n'est pas stockée dans l'organisme et doit être apportée régulièrement par l'alimentation et/ou la supplémentation.

Carence

Les symptômes sont frustes et non spécifiques, le plus souvent cutanés ou muqueux : séborrhée, inflammation buccale (stomatite), crevasses ou fissures des lèvres (chéilite), yeux rouges comme injectés de sang, très sensibles à la lumière (photophobie). Sauf exception, ces signes n'apparaissent que dans des tableaux de polycarences en vitamines B.

Traitement préventif

Il repose sur une alimentation équilibrée qui couvre facilement les besoins.

Indications habituelles

■ Dermatologie : eczéma, peau grasse (séborrhée)...

D'autres indications intéressantes

■ Femme sous pilule, enceinte ou allaitante.
■ Alcoolisme chronique.
■ Sport intensif.
■ Personne âgée, surtout en institution.
■ Régime végétarien strict, puisque les végétaux ne sont pas une bonne source d'apports.

Les bonnes associations

- Vitamines B1, B3, B5, B6.
- Magnésium.

Les antagonistes

- Pilule.
- Certains antibiotiques (tétracyclines, érythromycine...), à ne pas prendre en même temps.
- Un traitement anticancéreux doit faire interrompre la prise de vitamine B2.

Toxicité

Aucune, même avec des doses très importantes cent fois supérieures aux apports recommandés.

En pharmacie

■ Béflavine® :
- Présentation : étui de vingt comprimés, un comprimé = 10 mg.
- Posologie : deux comprimés par jour.
■ De nombreuses spécialités de pharmacie ou de parapharmacie ou les mélanges de vitamines contiennent régulièrement entre cinq et vingt mg de riboflavine.

VITAMINE B3 OU VITAMINE PP OU NIACINE

Initialement une des vitamines essentielles de la peau, elle tend à présent à être utilisée de plus en plus souvent dans la prise en charge de certains troubles nerveux.

Rôle

Elle intervient dans de nombreuse réactions chimiques : elle participe à la synthèse de certaines hormones, joue un rôle important dans la production d'énergie, la transmission de l'influx nerveux, possède un effet favorable sur l'humeur, améliore la circulation du sang ; une supplémentation autour de 2 grammes par jour pendant quelques semaines permet de réduire de 25 % un taux de cholestérol élevé et en ferait un des meilleurs traitements disponibles et certainement le meilleur rapport qualité-prix des médicaments destinés à baisser le cholestérol ; cette vitamine ne possède malheureusement plus en France l'A.M.M. (Autorisation de Mise sur le Marché) dans cette indication.

Propriétés physico-chimiques

Soluble dans l'eau et l'alcool, insoluble dans l'huile, stable à la lumière, à la chaleur et à l'oxydation.

À propos des propriétés physico-chimiques

- C'est la moins fragile des vitamines hydrosolubles : elle résiste bien au chauffage ou à la

cuisson simple, un peu moins à une cuisson liquide type pot-au-feu.
- Le maïs grillé libère sa vitamine B3, alors qu'il la perd en partie s'il est cuit dans une casserole.

Métabolisme
Absorbée tout au long de l'intestin, concentrée et stockée dans le foie avec des réserves suffisantes pour 2 à 6 semaines, éliminée dans les urines.

Sources
Elle est présente dans la plupart des aliments à l'exception des matières grasses, mais surtout dans les viandes blanches, le foie de veau ++, de mouton, de bœuf, le poisson (saumon, thon), l'œuf, le pain complet, les céréales, les germes de blé, la levure de bière, les légumes (avocat, champignon, haricot, lentille, poivron, pomme de terre...) et fruits frais (datte, figue...), la cacahuète, le café...

Principales sources des apports alimentaires
- Poisson, viande, œuf.
- Céréales, pain.

Besoins
- L'unité de base est exprimée en E-N : équivalent niacine, ce qui correspond à 1 mg d'acide nicotinique ou 1 mg de nicotinamide, ses deux composants ; les apports conseillés varient de 6 (dose nourrisson) à 20 (dose femme enceinte) E-N par jour et doivent être réguliers.
- Il faut savoir que la consommation de 60 grammes de protéines apporte 600 mg de tryptophane, son précurseur, soit 10 mg de niacine (puisque 60 mg de tryptophane produisent 1 mg de niacine).
- Un calcul simple permet d'évaluer les besoins : il faut 6,6 mg de vitamine B3 pour 1000 calories absorbées.

Statut nutritionnel
Il est assez mal connu mais semble satisfaisant.

Carence
- La vraie, qui se voit chez l'alcoolique ou le mangeur exclusif de céréales (Asie, Afrique...), est responsable de la pellagre qui entraîne une peau sèche, rugueuse, parfois ulcérée, une inflammation de tout le tube digestif, accompagnées ou suivies de troubles neuropsychiques souvent très graves pouvant aller jusqu'à la démence.
- Les déficiences observées par exemple lors d'un traitement antibiotique, antituberculeux (isoniazide) ou d'un régime trop riche en sucres raffinés se manifestent par une mauvaise digestion, de la fatigue, une mauvaise haleine, des maux de tête, tous signes très peu spécifiques en fait.

Traitement préventif
Il repose avant tout sur une alimentation équilibrée.

Indications habituelles
■ Troubles divers du comportement, états anxio-dépressifs, fatigue.
■ Personnes à risques : alcool, toxicomanie, tabac...

D'autres indications intéressantes
■ Migraine, mal de tête.
■ Hypercholestérolémie (mais le produit n'a pas l'A.M.M. en France).
Ces deux dernières actions sont liées à l'acide nicotinique de maniement délicat et pas au nicotinamide, qui est lui présent dans les supplémentations vitaminiques.

Contre-indications
Aucune pour les doses nutritionnelles, mais attention aux fortes doses pour les groupes de patients suivants :
- Femme enceinte ou allaitante.
- Cancer résistant au traitement.
- Sujet allergique.

Les bonnes associations
- Autres vitamines du groupe B.
- Lithium, magnésium.

Toxicité
- Son apport n'entraîne pas d'incident aux doses usuelles mais on observe des réactions de «flush», malaise passager caractérisé par une

grande bouffée de chaleur accompagnée de plaques rouges sur le corps et d'une baisse de la tension artérielle. Cet effet secondaire gênant est dû à l'action vasodilatatrice de l'acide nicotinique.
- Le foie doit être surveillé, si l'administration est prolongée et comporte de fortes doses, car il existe un risque d'hépatite.

En pharmacie

■ Nicobion® (nicotinamide) :
- Présentation : flacon de trente comprimés, un comprimé = 500 mg.
- Posologie : un comprimé par jour.

■ Pour certains scientifiques, de simples conseils nutritionnels, de la vitamine B3, de la vitamine B9, seraient une façon très efficace de réduire le risque cardio-vasculaire.

VITAMINE B5 OU ACIDE PANTOTHÉNIQUE

Elle est non seulement présente partout dans l'organisme, ce dont rend compte son appellation (*pantosé* = partout), mais elle joue de plus un rôle fort important en intervenant sur de nombreuses étapes du métabolisme.

Rôle

La vitamine B5 agit sur la croissance des tissus, aide au bon fonctionnement du système nerveux grâce à une action anti-stress, favorise la production d'énergie, est essentielle à la synthèse du cholestérol, des graisses, des anticorps, des neuromédiateurs cérébraux... ; l'acide pantothénique, un de ses constituants essentiels, entre d'ailleurs dans la composition de la gelée royale dont on connaît l'efficacité sur le tonus, l'immunité et les fonctions de reproduction ; plusieurs études suggèrent son rôle dans des domaines aussi variés que les performances des athlètes, la maladie rhumatismale, l'allergie... ; elle est actuellement surtout utilisée pour la repousse des cheveux ou son action uniquement anti-chute, les avis divergent : l'association vitamine B5-B8, connue sous le nom de ses spécialités, Bépanthène® - Biotine® est très classique... en France.

Propriétés physico-chimiques

Soluble dans l'eau et dans l'alcool, sensible à la chaleur, stable à la lumière et à l'oxydation.

À propos des propriétés physico-chimiques

La solubilité dans l'eau et la sensibilité à la chaleur expliquent que le lavage ou la cuisson des aliments leur font perdre environ 40 % de leur contenu en vitamine B5.

Métabolisme

Absorbée tout au long de l'intestin, concentrée dans le foie, les surrénales, les reins, le cerveau et le cœur, éliminée dans les urines.

Sources

On la trouve partout mais surtout dans les abats de viande (foies de bœuf, porc, veau en particulier), les œufs... de poissons, les produits laitiers, les céréales complètes, les fruits, la gelée royale, les germes de blé, les légumes (champignon, haricot, lentille), les légumes verts, la levure de bière, le pain complet, le poisson...

Principales sources des apports alimentaires
- Viande, œuf.
- Produits laitiers.

Besoins

Ils sont largement couverts par une alimentation variée : la dose quotidienne recommandée est de 3 à 10 mg selon les tranches d'âge et certaines circonstances particulières.

Statut nutritionnel

Pas de données précises, mais on estime que les déficiences doivent être rares étant donné sa large répartition dans la plupart des aliments.

Carence

- Elle est exceptionnelle, associant de la fatigue, des ennuis digestifs, des troubles cutanés, des signes neurologiques variés dont on peut extraire les symptômes de «pieds brûlants» considérés par certains comme plus spécifiques.
- La vraie carence entre toujours dans le cadre d'une dénutrition globale.

La riboflavine est surtout contenue dans la pellicule des céréales, ce qui explique que le raffinage l'élimine quasi totalement de cette source d'apports ; il faudrait manger un kilo et demi de salade pour absorber 1,5 mg de vitamine B2. La vitamine B3 ne répond pas à la stricte définition d'une vitamine puisqu'elle peut être synthétisée par l'organisme à partir de tryptophane, acide aminé contenu dans les protéines, et en présence des vitamines B2 et B6. Le maïs contient de la niacine, mais sous une forme non assimilable par l'organisme. Mais il ne contient pas de vitamine B6, nécessaire à la transformation du tryptophane en vitamine PP. Nous avons là les deux raisons principales de la pellagre, déclenchée par une consommation exclusive de cet aliment (ou de sorgho) des pays pauvres.

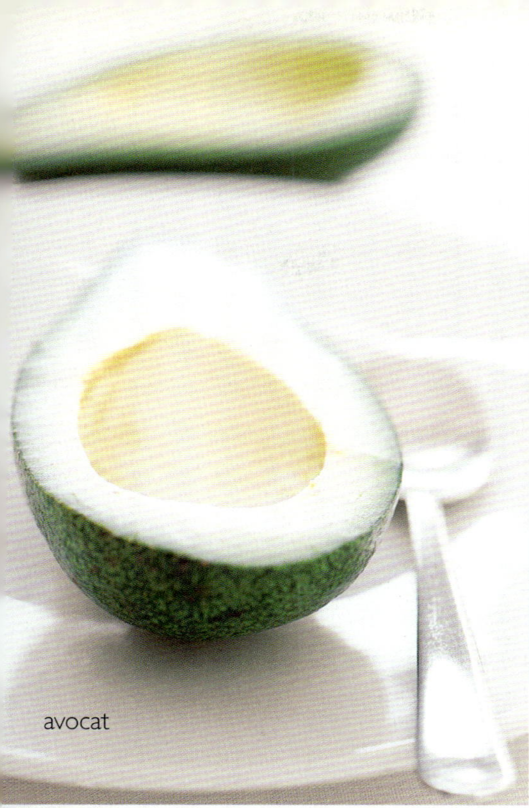

avocat

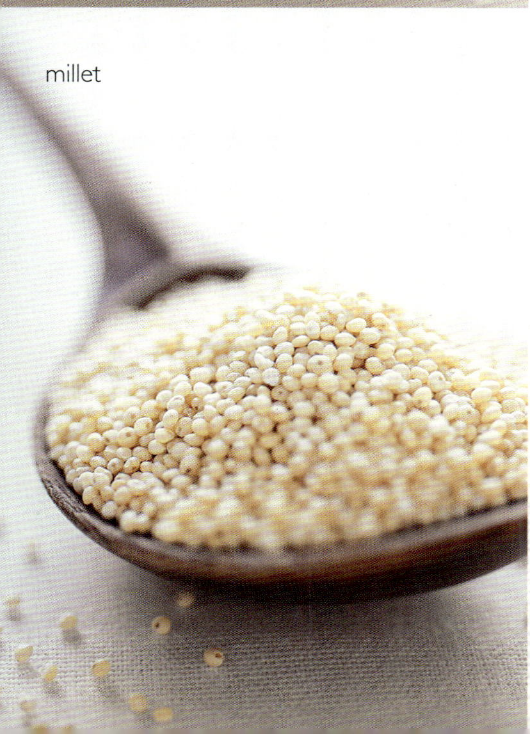

millet

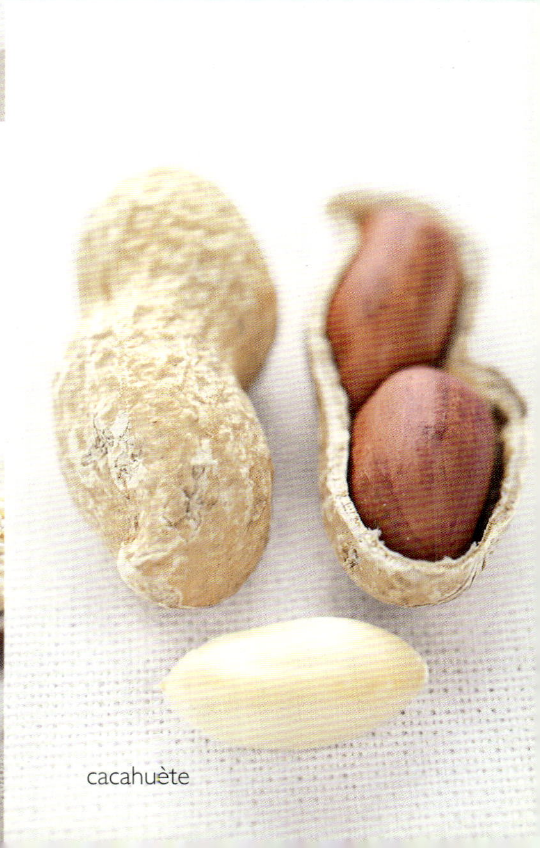

cacahuète

Traitement préventif
Il repose sur une alimentation suffisante.

Indications habituelles
- Chute des cheveux.
- Problèmes de peau ou de cicatrisation.

D'autres indications intéressantes
- Fatigue.
- Moindre résistance aux infections (surtout O.R.L.).

Femme sous pilule, enceinte ou allaitante.
Maladie des pieds brûlants, crampes, fourmillements.

Contre-indication
Aucune.

Les bonnes associations
- Autres vitamines du groupe B.
- Magnésium.

Interactions médicamenteuses
Aucune.

Toxicité
Aucune.

En pharmacie
Bépanthène® :
- Présentation : étuis de vingt ou soixante comprimés, un comprimé = 100 mg.
- Posologie : trois par jour chez l'adulte, un par jour chez l'enfant.

VITAMINE B6 OU PYRIDOXINE

Intervenant dans de nombreuses étapes du métabolisme des acides aminés, cette vitamine au rôle étendu, dont le nom est lié à sa structure chimique, gagnerait à être maintenue à un taux suffisant et constant, ce qui est malheureusement loin d'être toujours le cas.

Rôle
Indispensable à de nombreuses réactions cellulaires essentielles, elle permet la synthèse des neuromédiateurs cérébraux (sérotonine...), intervient en particulier pour transformer le tryptophane en vitamine B3, ce qui lui confère son action anti-stress et anti-dépresseur ; elle semble intéressante chez la femme enceinte et en période d'allaitement, utile chez l'alcoolique et les personnes âgées en association avec les autres vitamines B, pour son activité antioxydante puissante et ses propriétés immunostimulantes (voir page 118) ; elle pourrait guérir les patients qui souffrent de la maladie du canal carpien, diminuerait le risque cardiovasculaire, aiderait les culturistes qui souhaitent prendre du volume musculaire... par des méthodes naturelles.

Propriétés physico-chimiques
Très soluble dans l'eau mais très peu dans l'alcool, détruite par la chaleur, sensible à la lumière et au milieu alcalin, non altérée par le froid.

À propos des propriétés physico-chimiques
- Sa grande hydrosolubilité et son extrême sensibilité à la chaleur expliquent les pertes très importantes, près de la moitié des apports, lors d'une cuisson dans l'eau.
- Des pommes de terre entreposées quelques mois à 6° ne perdent pas leur vitamine B6 alors qu'elle est fortement diminuée dans les conserves et les surgelés.

Métabolisme
Absorbée dans la partie haute de l'intestin, concentrée en petites quantités surtout dans le foie, les muscles, le cerveau, présente dans les globules rouges, éliminée dans les urines.

Sources
Elle est présente partout mais contenue particulièrement dans les germes de blé, la levure, la viande (abats, volaille), les poissons gras, les légumes (avocat, chou-fleur, haricot, lentille, soja), les céréales complètes, les fruits (surtout la banane), les oléagineux (cacahuète, noix), les laitages...

Principales sources des apports alimentaires
- Viande, œuf, poisson.
- Céréales, pain.

Besoins
La dose quotidienne recommandée varie entre 0,6 mg et 2,5 mg selon les tranches d'âge et

certaines circonstances particulières (grossesse, allaitement...).

Statut nutritionnel

La moitié voire les trois quarts de la population adulte reçoivent des apports inférieurs aux doses préconisées et un quart des femmes entre 18 et 30 ans sont en carence, ce qui peut être à l'origine de perturbations dans l'organisme.

Les besoins en vitamine B6 augmentent non seulement avec la quantité de protéines absorbées mais aussi avec la part d'acides gras insaturés et de sucres de l'alimentation, ce qui permet de comprendre que l'on n'a pas tenu suffisamment compte, dans la détermination des besoins quotidiens recommandés, du changement des habitudes et du glissement vers une nourriture trop grasse et sucrée.

Carence

Les symptômes sont frustes et non spécifiques, le plus souvent associés aux signes de carence des autres vitamines du groupe B ; on peut toutefois noter des problèmes cutanés avec en particulier une dermite séborrhéique ou une inflammation autour des lèvres (chéilite), une vulnérabilité au stress ou des troubles nerveux variés (de la simple fatigue à la dépression...), une baisse de l'immunité, plus rarement des signes d'anémie à confirmer par une prise de sang.

Certains auteurs expliquent par une carence en vitamine B6 l'attirance des personnes âgées pour le sucre.

Traitement préventif

Une alimentation variée couvre facilement les besoins.

Indications habituelles

■ Troubles nerveux, stress (++).
■ Crampes, spasmes, fourmillements.

D'autres indications intéressantes

■ Personnes à risque cardio-vasculaire, sous alcool, tabac... ou simplement âgées.
■ Femme sous pilule, enceinte ou allaitante.
■ Douleurs rhumatismales (canal carpien) ou neurologiques.
■ Activité sportive intensive.
■ Moindre résistance aux infections.
■ Perte de cheveux, altération des ongles.

Contre-indication

Maladie de Parkinson traitée, car il existe un antagonisme avec la L-dopa.

Les bonnes associations

- Autres vitamines du groupe B.
- Magnésium.

Interactions médicamenteuses

Certains médicaments comme la pilule, la cortisone, les antituberculeux peuvent favoriser sa carence.

Toxicité

- Aucune ou faible en traitement court de quelques semaines à doses courantes (50 mg par jour).
- Prudence au-delà de 50 mg par jour pendant quelques mois.
- Attention pour des doses plus importantes (au-delà de 2 grammes par jour) et prolongées car il existe un risque d'atteinte du nerf (polynévrite) comparable précisément à celle que l'on souhaite combattre : les symptômes s'aggravent, le malade augmente alors les doses, ce qui ne fait qu'entretenir les symptômes.

Attention donc à la «vitaminomania B6».

En pharmacie

■ Vitamine B6 Richard® :
- Présentation : boîte de vingt comprimés, un comprimé = 250 mg.
- Posologie : un comprimé par jour pour les adultes.

Ce médicament en raison de son dosage est réservé à une cure très courte et à la prescription médicale.

■ Le Magné-B6® apporte 5 mg de vitamine B6 par comprimé, ce qui est peu, mais attention à ne pas prendre six à huit comprimés par jour à longueur d'année, ce que font parfois certains.

VITAMINE B8 OU VITAMINE H OU BIOTINE

C'est au facteur de croissance indispensable aux micro-organismes (levures), mis en évidence dans les années 1920 et alors appelé «bios», qu'elle doit son nom.

Rôle

Elle intervient pour absorber le sucre, les acides gras, certains acides aminés et participe à la synthèse des acides gras ; sa diminution, car il n'y a pas de carence véritable, entraînerait des troubles cutanés variés et en particulier la chute des cheveux.

Propriétés physico-chimiques

Peu soluble dans l'eau et l'alcool, relativement stable à la chaleur, instable à l'oxydation, détruite par la lumière (U.V.).

À propos des propriétés physico-chimiques

- La cuisson à l'eau entraîne une perte d'environ 40 % du contenu en vitamine B8.
- Les aliments qui la contiennent doivent être consommés rapidement.

Métabolisme

Absorbée à la partie haute de l'intestin, concentrée surtout dans le foie, éliminée dans les urines.

Sources

Elle se trouve en faibles quantités quasiment dans tous les aliments mais plus particulièrement dans la levure de bière, les abats (foie, rognons), le poulet, le jaune d'œuf, les légumes (champignon, chou-fleur, haricot, lentille, maïs, soja), le pain complet, le riz brun, les fruits (orange, pomme), les laitages, la noix...

Principales sources des apports alimentaires

- Légumes, œufs, fruits.
- Laitages.

Le blanc d'œuf contient une anti-vitamine B8, l'avidine.

Besoins

La dose quotidienne recommandée varie entre 0,05 mg (dose enfant) et 0,3 mg (dose adulte) par jour selon les tranches d'âge.

Statut nutritionnel

Il est mal connu, mais les besoins sont normalement couverts par une alimentation variée.

Carence

Elle n'existe pas spontanément chez l'homme car les quantités nécessaires sont largement fournies par l'alimentation : mais un abus d'antibiotiques, préjudiciable à la flore intestinale, peut entraîner une carence, qui est responsable, outre les troubles cutanés, de perte d'appétit, de nausées, de fatigue, d'amaigrissement.

Traitement préventif

Il est facile puisque l'alimentation couvre facilement les besoins.

Indications habituelles

■ Troubles cutanés : ongles cassants, séborrhée, chute des cheveux...

D'autres indications intéressantes

■ Alcoolisme chronique.
■ Femme enceinte, allaitante.
■ Diabète... mais en traitement adjuvant.
■ Il n'existe pas de preuves indiscutables que l'association B5-B8 favorise la repousse des cheveux mais dans le doute...

Contre-indication

Aucune.

Les bonnes associations

- Autres vitamines du groupe B.
- Vitamine C.

Interactions médicamenteuses

- Alcool.
- Antibiotiques.
- Les anti-épileptiques diminuent son absorption.

Toxicité

Aucune... même à doses importantes et prolongées.

En pharmacie

■ Biotine® :
- Présentation : étuis de vingt et soixante comprimés, un comprimé = 5 mg.

- Posologie : trois comprimés par jour pendant deux mois chez l'adulte.

VITAMINE B9 OU ACIDE FOLIQUE

Elle joue partout dans l'organisme, mais en particulier sur le système nerveux, un rôle fort important en association avec la vitamine B12.

Rôle

Elle participe à la fabrication des globules rouges, à la synthèse de l'ADN, des acides aminés, des neuromédiateurs (dopamine...), elle renforce le système immunitaire ; une étude récente semble indiquer que la consommation régulière de céréales enrichies en vitamine B9 diminuerait chez des cardiaques le risque de récidive cardio-vasculaire ou de thrombose.

Propriétés physico-chimiques

Peu soluble dans l'eau, soluble dans les acides, insoluble dans l'alcool, sensible à la chaleur et à l'air, très sensible à la lumière (U.V.).

À propos des propriétés physico-chimiques

- Attention aux légumes verts conservés à température ambiante ou au soleil puisqu'ils perdent plus de la moitié de leur teneur en vitamine B9 en trois jours.
- Le blanchiment des fruits et légumes avant la mise en conserve détruit 40 % de la vitamine.
- Deux minutes de cuisson éliminent 80 % de la vitamine B9 des légumes.
- Le lait pasteurisé n'en contient quasiment plus (à la différence du lait frais).

Métabolisme

Absorbée au niveau de la partie haute de l'intestin, concentrée et stockée dans le foie avec des réserves de quatre mois, éliminée dans les selles et les urines.

Sources

Elle est surtout apportée par les salades (cresson, laitue, mâche) et les légumes verts (brocoli, haricot) ou à feuilles (épinard, fenouil) mais aussi par la levure sèche, les germes de blé, les abats (foie), les légumes (asperge, betterave, carotte, champignon, chou, concombre, endive, épinard, lentille), les fruits (abricot, banane), les céréales (blé complet), l'œuf, la bière...

Principales sources des apports alimentaires

- Légumes et fruits frais.
- Céréales, pain.

Besoins

La dose quotidienne recommandée varie entre 300 mcg pour un adulte et 400 mcg pour une femme enceinte.

Statut nutritionnel

Les résultats des études sont divergents, il semblerait qu'une personne sur trois ne reçoive pas les doses recommandées et qu'un adolescent sur deux soit carencé.

Carence

Elle survient surtout chez les malades, les personnes âgées, l'alcoolique mais également chez les femmes enceintes (10 à 25 % en manquent) ; elle est tout d'abord responsable de fatigue, de manque d'appétit, d'une perte de poids, de douleurs abdominales avec nausées ou vomissements, de troubles nerveux (caractère, mémoire, sommeil...) ou neurologiques variés plus ou moins graves ; l'anémie n'apparaît qu'après quelques mois de carence, accompagnée de troubles du comportement et parfois de signes mentaux sévères voire parfois de démence : il faut devant de tels tableaux éliminer d'abord un déficit en vitamines B9 et B12 en les dosant dans le sang.

Traitement préventif

Il repose sur une alimentation variée et équilibrée qui couvre les besoins ; attention toutefois aux populations à risques comme les femmes enceintes et les prématurés qui sont fréquemment carencés ; les États-Unis ont d'ailleurs décidé récemment d'enrichir les céréales en acide folique.

Indications habituelles

■ Anémie de la femme enceinte.

■ Prévention des malformations fœtales.

Il est important de donner la vitamine B9 le premier mois de la grossesse, période pendant laquelle se forme le système nerveux du bébé :

l'acide folique est malheureusement donné la plupart du temps plus tard à un moment où n'intervient plus cette action protectrice sur les malformations fœtales.

D'autres indications intéressantes

■ Troubles nerveux, dépression, problèmes de mémoire.

■ Personnes à risques : cardiaques, alcoolisme chronique, tabac, cancer, sujets âgés.

■ Moindre résistance aux infections.

Contre-indications

- Leucémies et cancers.

Les bonnes associations

- Autres vitamines du groupe B et surtout B6 et B12.
- Vitamine C... mais si vous en prenez beaucoup, vous devez supplémenter d'autant en B9.
- Zinc.

Interactions médicamenteuses

- Anticancéreux (méthotrexate).
- Antibiotiques.
- Diurétiques.
- Anti-inflammatoires.
- Anti-épileptiques qui sont des «anti-B9» par excellence.
- Pilule.

Toxicité

Aucune.

En pharmacie

■ Spéciafoldine® :

- Présentation : boîte de vingt comprimés, un comprimé = 5 mg.
- Posologie : un comprimé par jour.

■ Les mélanges de vitamines comme Alvityl® (62,5 mcg de B9), Quotivit® (0,4 mg de B9), Vivamyne® (0,4 mg de B9)... en contiennent un peu.

VITAMINE B12 OU COBALAMINE

Elle exerce dans l'organisme de nombreuses fonctions qui dépassent largement le cadre initial de l'anémie pernicieuse de Biermer, l'importance de son rôle en association avec la vitamine B9 est en particulier probablement très sous-estimée.

Rôle

Indispensable au métabolisme du globule rouge, au fonctionnement du système nerveux avec en particulier une action anti-stress et anti-fatigue, à la reproduction cellulaire, ce qui permet aux athlètes de pouvoir augmenter la masse musculaire sans recourir aux anabolisants ; l'ablation chirurgicale de l'estomac ou certaines affections inflammatoires empêchent son absorption, ce qui entraîne une anémie avec fatigue, essoufflement, palpitations... puis secondairement des troubles nerveux. Le déficit en vitamine B12 entraîne une augmentation de la taille des globules rouges (mégalocytes) en raison d'une diminution de la maturation et du nombre des multiplications cellulaires.

Propriétés physico-chimiques

Très soluble dans l'eau, peu soluble dans l'alcool, stable à l'air et à la chaleur, très sensible à la lumière, aux U.V., à l'humidité.

À propos des propriétés physico-chimiques

- Sa faible assimilation par l'estomac fait parfois préférer les injections intramusculaires aux comprimés oraux.
- Lors des préparations culinaires, la déperdition est importante car elle est dissoute dans les eaux de lavage et de cuisson, bien qu'elle résiste à la chaleur.
- C'est le cobalt contenu dans sa molécule qui lui donne son nom et sa coloration rouge.

Métabolisme

Absorbée à la partie basse de l'intestin, concentrée et stockée dans le foie, éliminée surtout par les selles mais également dans les urines. L'absorption basse explique que des signes de carence puissent apparaître rapidement chez des patients porteurs d'une maladie intestinale (Crohn par exemple) ou qui ont subi une intervention avec ablation partielle.

Sources

Contenue exclusivement dans les produits d'origine animale : abats (foie++), crustacés, poisson, produits laitiers, jaune d'œuf...

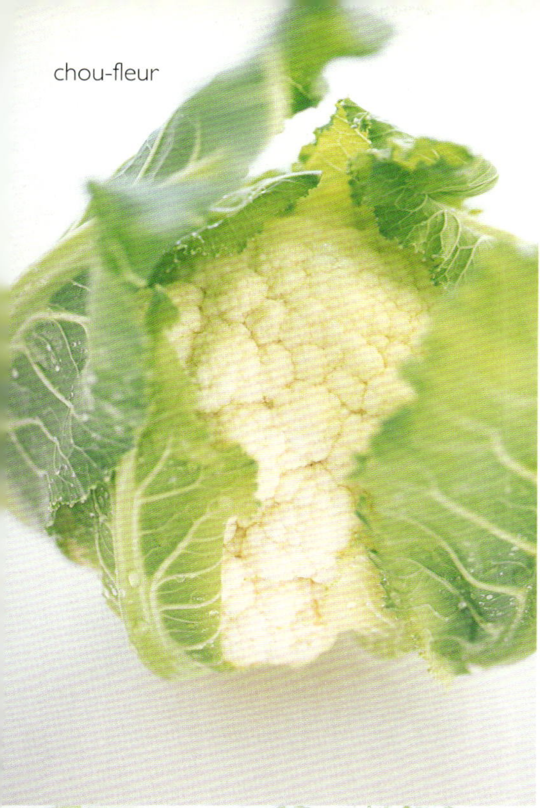

chou-fleur

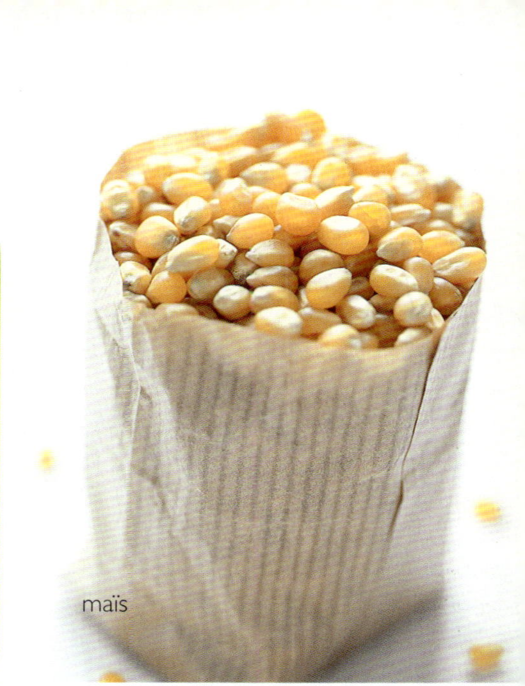

maïs

laitue

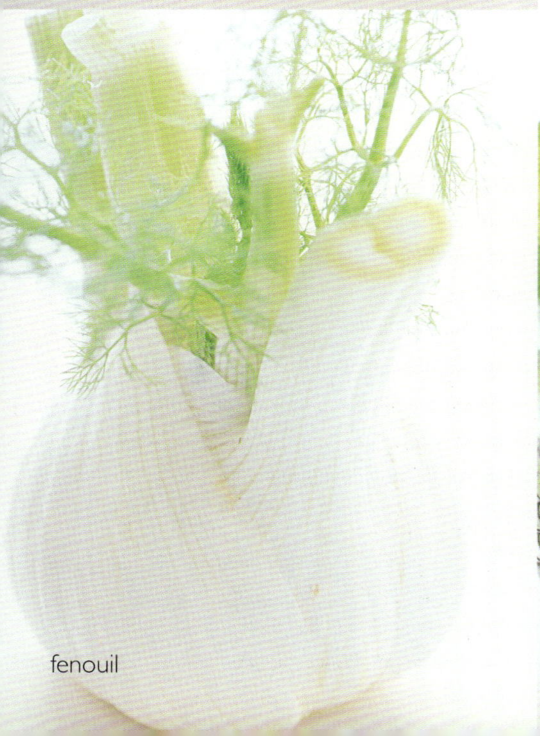

fenouil

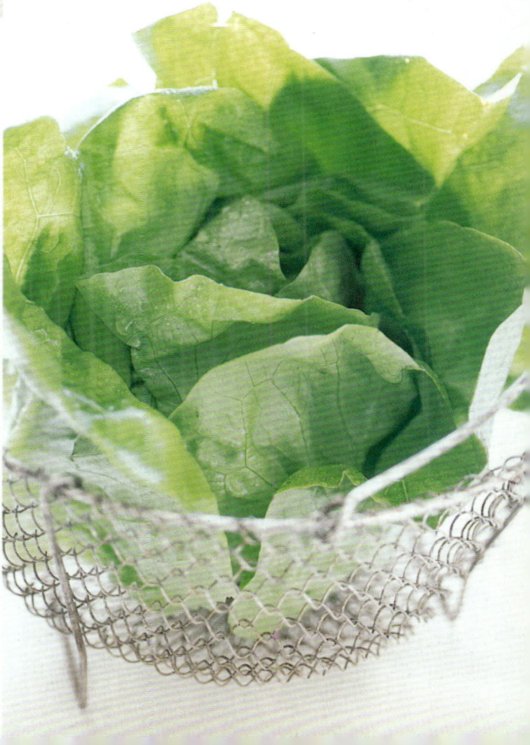

Principales sources des apports alimentaires

- Viande, œuf, poisson principalement.
- Produits laitiers.

Les végétaux n'ont pas besoin de vitamine B12, n'en synthétisent pas, n'en contiennent pas. Seuls certains micro-organismes (levures) peuvent en faire la synthèse : le recours à des aliments fermentés protège parfois les végétariens de la carence en vitamine B12.

Besoins

1 mcg chez le nourrisson, 3 mcg par jour chez l'adulte, 4 mcg chez la femme enceinte.

Statut nutritionnel

Les risques de carence sont exceptionnels chez tous ceux qui mangent de la viande.

Carence

Cette vitamine est parfaitement recyclée par l'organisme, ce qui explique le temps assez long pour installer des signes de carence même si les apports sont très faibles : les symptômes apparaissent en quelques mois, associant fatigue, perte d'appétit et de poids, irritabilité, déprime et parfois des signes neurologiques plus graves, une anémie, des atteintes cutanées avec en particulier une inflammation douloureuse de la langue (glossite).

Les signes neuropsychiques peuvent apparaître assez tôt dans l'histoire de la carence alors qu'on pensait qu'ils étaient consécutifs à l'anémie : devant des troubles nerveux d'apparition récente, il convient d'évoquer un déficit en vitamine B12.

Traitement préventif

Il repose sur une alimentation équilibrée recourant à la viande.

Indications habituelles

■ Certaines anémies.

■ Affections gastro-intestinales qui empêchent son absorption.

■ Malnutrition, régime végétarien.

D'autres indications intéressantes

■ États de stress, fatigue.

■ Douleurs de rhumatologie ou de neurologie.

■ Problèmes nerveux, de mémoire, d'équilibre des personnes âgées.

■ Sportifs qui souhaitent augmenter leur masse musculaire.

Contre-indications

Cancers et leucémies.

Pour certains chercheurs, elle inhiberait le développement des tumeurs, pour d'autres en revanche elle pourrait stimuler leur croissance et favoriser les métastases : prudence donc et avis médical obligatoire dans ces cas-là.

Les bonnes associations

- Autres vitamines du groupe B.
- Fer.

Interactions médicamenteuses

- Anti-ulcéreux.
- Certains antidiabétiques.
- Néomycine.
- Pilule : elle peut avoir des effets anti-bêtacarotène, anti-vitamines B1, B2, B6, B9, B12, E, anti-magnésium et zinc... dont il faut tenir compte, surtout lorsqu'elle est prise au long cours.
- Un régime trop riche en fibres favorise l'élimination de la vitamine B12.

Toxicité

Aucune mais des allergies sont possibles surtout à fortes doses.

En pharmacie

■ Vitamine B12 Gerda® :

- Présentation : flacon de vingt-quatre comprimés sublinguaux, un comprimé = 250 mcg
- Posologie : un ou deux comprimés à laisser fondre sous la langue chez l'adulte ; 1/2 à un comprimé écrasé puis mélangé à du lait chez le nourrisson ou l'enfant.

Quelques associations de vitamines B

■ B Chabre® :

- Présentation : boîte de trente comprimés, un comprimé contient 100 mg de B1, 50 mg de B2, 50 mg de B3, 50 mg de B5, 25 mg de B6.
- Posologie : un comprimé par jour.

■ Bécozyme® :

- Présentation : étui de vingt comprimés, un

comprimé contient 15 mg de B1, 15 mg de B2, 50 mg de B3, 25 mg de B5, 10 mg de B6.
- Posologie : un ou deux comprimés par jour.
■ Bérocca® :
- Présentation : tubes de dix ou vingt comprimés effervescents, un comprimé contient 15 mg de B1, 15 mg de B2, 50 mg de B3, 25 mg de B5, 10 mg de B6, 0,15 mg de B8, 0,01 mg de B12 + un gramme de vitamine C + calcium + magnésium.
- Posologie : un comprimé le matin.
■ Princi B® :
- Présentation : étui de trente comprimés, un comprimé contient 250 mg de B1, 50 mg de B6.
- Posologie : un comprimé par jour.
■ Vitamines B1-B6 Roche® :
- Présentation : étuis de vingt et quarante comprimés, un comprimé contient 250 mg de B1, 35 mg de B6.
- Posologie : un comprimé par jour.
■ Des différences dans les compositions :
- Elles sont essentielles à connaître car vous pouvez ainsi constater des disparités importantes pour deux produits apparemment voisins, ce qui leur procure des indications différentes.
- Il ne suffit pas de prendre de la vitamine B, encore faut-il savoir si le médicament que vous prenez est peu ou très dosé, s'il contient vraiment toutes les vitamines, dans quelles proportions, à quelles concentrations...
- Les différences sont très sensibles entre B Chabre®, beaucoup plus dosé en vitamines B1, B2, B6 que Bécozyme®.
- Aucun de ces produits ne contient de vitamine B9, dont nous avons pourtant vu l'importance, et qu'il faut donc prescrire en association s'il existe des signes de carence.
■ Quelques éléments de choix :
- Les personnes atteintes de troubles nerveux peuvent justifier d'une cure de produits bien dosés en vitamines B1, B3, B5, B6, B9, B12.
- Les personnes âgées, déprimées ou confuses, attirées par le sucre peuvent justifier pendant quelques semaines des vitamines B3, B6 et B12 ainsi qu'une supplémentation en B9.
- Les personnes en manque d'énergie doivent choisir les produits contenant les vitamines B1, B2, B3, B5.
- Les sportifs justifient des vitamines B1, B2, B6 auxquelles les culturistes peuvent ajouter de la B12.
- Les troubles cutanés et les problèmes de cheveux relèvent des vitamines B2, B5, B8.
- Les personnes à risques, d'une cure de vitamines B1, B2, B3, B5, B6, B8, B9.
- La femme enceinte, de vitamine B9.
- Les végétariens, des vitamines B2 et B12.
- Les anémies, des vitamines B2, B9, B12.

VITAMINE C OU ACIDE ASCORBIQUE

La vitamine la plus connue du grand public, la plus utilisée en automédication, impliquée dans la bonne marche de la plupart des fonctions et réactions de l'organisme. Nous savons en effet depuis peu qu'elle fait partie des trois vitamines douées de puissantes propriétés antioxydantes, c'est-à-dire qu'elle joue un rôle dans la prévention et la prise en charge des maladies cardio-vasculaires et du cancer, et qu'elle peut intervenir pour retarder, minimiser voire empêcher certains symptômes ou désagréments du vieillissement.

Rôle

Son absence, responsable du scorbut, a décimé autrefois par hémorragie ou infection les équipages des bateaux. Elle est en effet un cofacteur indispensable au fonctionnement endocrinien (métabolisme des glucides, du fer, des surrénales, de la thyroïde, des glandes sexuelles...), elle possède un rôle essentiel dans l'immunité, elle favorise la croissance, elle augmente la résistance des tissus en agissant sur la synthèse et l'entretien du collagène, elle détient une puissante activité antioxydante, elle diminue la fatigue, l'anxiété, le stress, elle combat la dépression en agissant sur les neuromédiateurs cérébraux, elle lutte contre l'infection, elle réduit l'allergie, elle piège le cholestérol, elle renforce les vaisseaux, elle aide à a détoxification de l'organisme... Une étude américaine récente montre que l'admi-

nistration de 500 mg de vitamine C chaque jour permet de réduire les chiffres tensionnels de patients hypertendus ; une étude japonaise conclut qu'elle diminue d'environ trois quarts le risque d'accident vasculaire cérébral.
La vitamine C interviendrait contre le cancer selon trois mécanismes complémentaires : en neutralisant les agents toxiques, en s'opposant à la production des radicaux libres et en stimulant le système immunitaire.

Propriétés physico-chimiques
Substance acide, soluble dans l'eau, peu soluble dans l'alcool, stable à l'abri de la lumière et de l'humidité, instable au contact de l'air et surtout à la chaleur.

À propos des propriétés physico-chimiques
- L'acidité de la vitamine C est bien sûr responsable de son goût.
- Le blanchiment des fruits et légumes avant la mise en conserve détruit presque totalement la vitamine C : il faut toujours préférer des fruits et légumes frais.
- Les taches brunes qui apparaissent sur les poires et les pommes exposées quelques jours à la lumière sont liées à la destruction de la vitamine C. Les jus de fruits nécessitent des flacons opaques pour épargner leur vitamine C.
- À température ambiante, les épinards perdent 30 % de leur vitamine C en 24 heures, le chou en perd la totalité en quatre-cinq jours.
- C'est la plus fragile des vitamines, pouvant être totalement détruite par la cuisson ou le réchauffage : des pommes de terre cuites une heure n'en contiennent quasiment plus.

Métabolisme
Absorbée au niveau de la partie basse de l'intestin grêle, concentrée dans les muscles et le foie sans véritable stockage (ce qui nécessite des apports quotidiens), éliminée par les urines.

Sources
Elle est très répandue dans les agrumes (citron, orange, pamplemousse...), les légumes verts (céleri, chou vert ++, épinard, estragon, oseille, persil, poivron, raifort...), les salades (cresson, mâche...), les fruits acides (ananas, cassis ++, églantier, goyave, kiwi ++, mangue, papaye, poire, pomme...) surtout rouges (cerise, fraise, framboise, groseille, tomate...), la pomme de terre, les abats (foie, rognon)...

Teneur en vitamine C des fruits (pour 100 g)
Cassis : 200 mg
Goyave : 180 mg
Kiwi : 80 mg
Papaye : 65 mg
Fraise, litchi, orange : 60 mg
Citron : 50 mg
Clémentine, groseille, mangue fraîche,
Pamplemousse : 45 mg

Teneur en vitamine C des légumes (pour 100 g)
Persil : 200 mg
Poivron rouge : 170 mg
Estragon, oseille, poivron vert, raifort : 120 mg
Chou de Bruxelles : 100 mg
Chou chinois, chou rouge, vert, fleur : 75 mg

Principales sources des apports alimentaires
- Légumes et fruits frais.
- Pomme de terre.

Besoins
Ils sont très diversement appréciés selon que l'on souhaite simplement prévenir une carence ou optimiser les réactions de défense de l'organisme, mais elle est quoi qu'il en soit la vitamine dont nous avons quantitativement le plus besoin. Les apports nécessaires varient également en fonction de l'âge, de l'état de santé, de l'activité, du mode de vie... : ils sont en moyenne de 30 mg par jour pour un nourrisson jusqu'à trois ans, de 60 mg pour un adolescent, de 100 mg pour un adulte, mais le Professeur Pauling préconisait des doses 20 à 40 fois supérieures.

Statut nutritionnel
10 à 50 % des Français reçoivent des quantités insuffisantes, alors qu'il est admis qu'une alimentation équilibrée et variée couvre facilement les besoins.

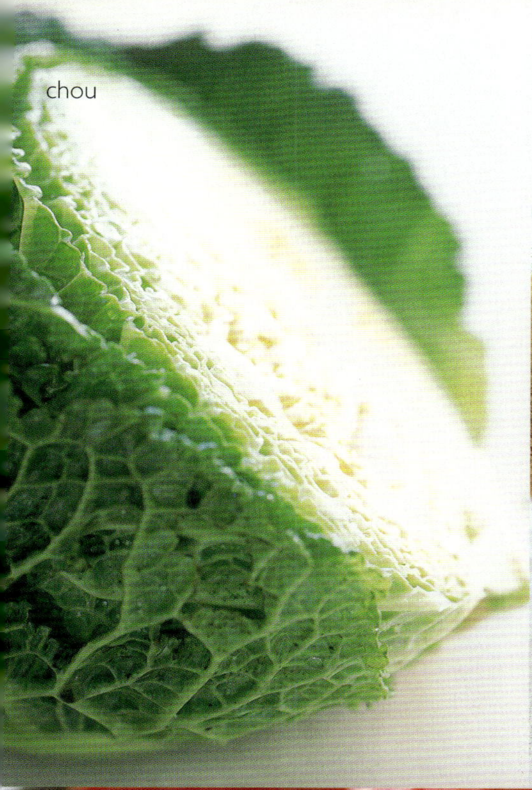

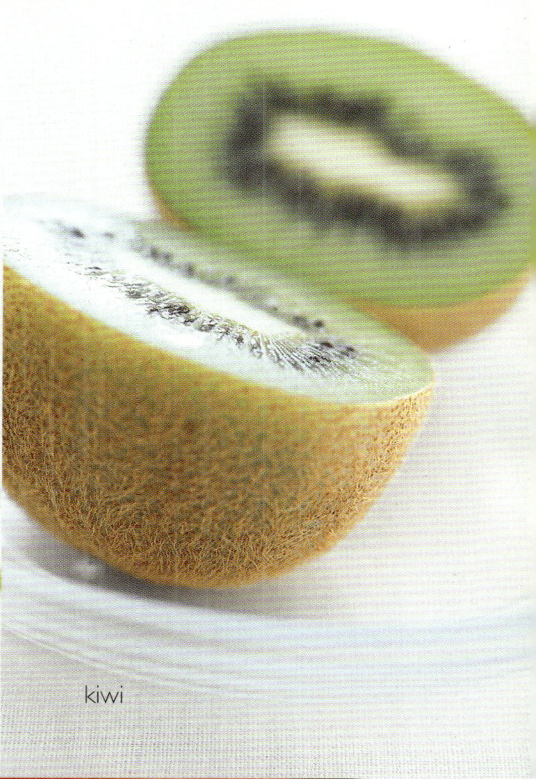

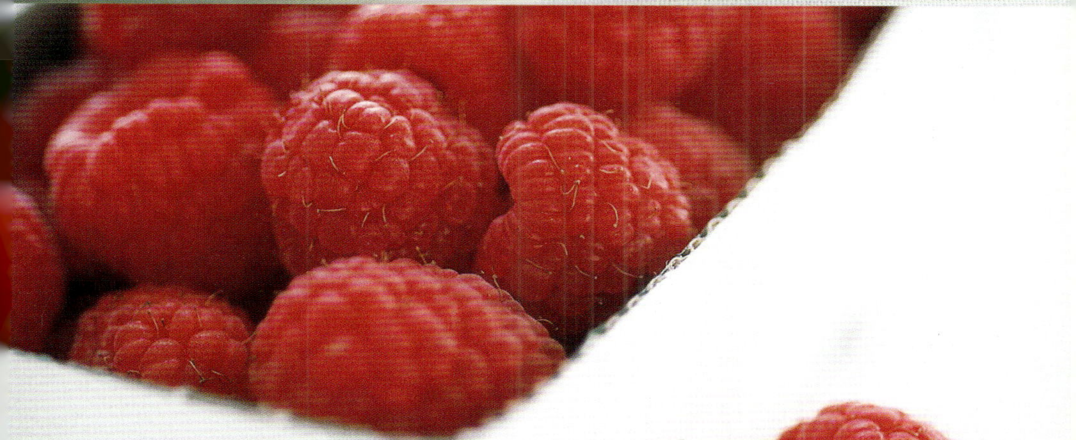

Conseils pour conserver la vitamine C

- Garder les fruits et légumes dans la partie basse du réfrigérateur.
- Les éplucher juste avant l'usage.
- Les laver rapidement, ne pas les laisser tremper.
- Les faire cuire «al dente», à la vapeur, les éplucher seulement après la cuisson.

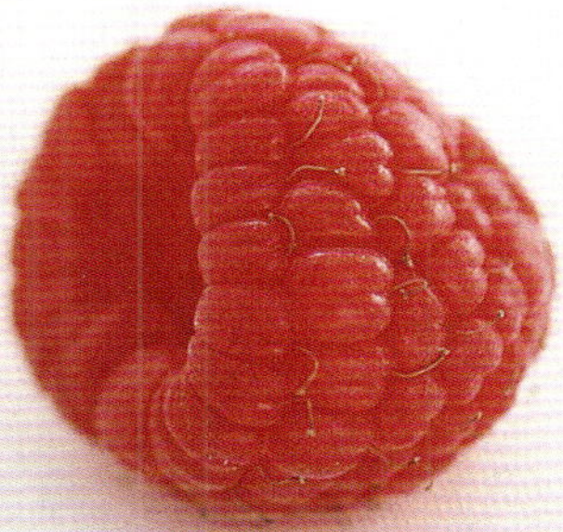

Carence

- Les signes du scorbut sont bien connus et gravissimes : une grande fatigue d'abord, puis des hémorragies diverses, un déchaussement des dents, des œdèmes, et la mort par épuisement ou infection.
- Les états de subcarence entraînent des signes non spécifiques avec fatigue, irritabilité, perte de l'appétit, moindre résistance aux infections, difficultés de cicatrisation, tendance aux hématomes.

Traitement préventif

Il repose sur une alimentation équilibrée qui couvre facilement les besoins, à condition de comprendre chaque jour : une crudité, une salade, un plat de légumes verts, et trois fruits frais.

Indications habituelles

■ Moindre résistance aux infections.
■ Fatigue, anxiété, stress, déprime.
■ Convalescence.

D'autres indications intéressantes

■ Personnes à risques : alcool, tabac, cancer... ou simplement âgées, en raison de ses propriétés antioxydantes.
■ Prévention des maladies cardio-vasculaires, chiffres élevés de cholestérol.
■ Femme sous pilule, enceinte, allaitante.
■ Activité sportive intensive.
■ Anémie par carence en fer.

Contre-indications

Aucune pour des doses inférieures à 1 gramme par jour mais il ne faut pas en donner au nourrisson de moins d'un mois en raison de l'interférence avec le fer.

Les bonnes associations

- Vitamine B1.
- Magnésium.
- Autres antioxydants : vitamine E, bêtacarotène, sélénium.

Les antagonistes

- L'aspirine inhibe son absorption, il est donc indispensable de la choisir supplémentée et équivalente poids pour poids : si vous prenez 500 mg d'aspirine, vous absorbez 500 mg de vitamine C.

Interactions médicamenteuses

- Amphétamines.
- Antidépresseurs.
- Anticoagulants.
- Fer et cuivre : ils peuvent constituer ce que certains ont appelé une «bombe oxydative». Il faut absolument éviter de donner ou d'absorber des complexes multivitaminiques et minéraux qui contiennent ensemble de la vitamine C, du cuivre et du fer, car ils sont potentiellement dangereux.

Toxicité

Absente aux doses usuelles, mais l'ingestion massive peut provoquer des troubles digestifs (diarrhée), de l'excitation nerveuse avec insomnie, des calculs rénaux (c'est d'ailleurs discuté), plus rarement des réactions allergiques. Des apports supérieurs à 500 mg par jour, sur de longues périodes, pourraient pour certains scientifiques avoir une activité pro-oxydante, donc être finalement toxiques : le débat est loin d'être clos...

En pharmacie

Vous pouvez trouver des suppléments de vitamine C sous de nombreuses formes, présentations et dosages. Citons quelques spécialités :
- Laroscorbine® : un comprimé = 500 mg.
- Midy vitamine C ® : un comprimé = 500 mg, un sachet = 1 gramme.
- Vitamine C Arkovital® : une gélule = 250 mg.
- Vitamine C Oberlin® : un comprimé = 500 mg ou 1 gramme.
- La forme effervescente, qui recourt au bicarbonate, est antagoniste de cette vitamine acide : il est donc préférable de choisir les autres formes de présentation.
- La vitamine C d'origine naturelle et la forme synthétisée sont en fait exactement la même molécule mais la seconde plus concentrée et moins chère est finalement, contrairement aux idées reçues, celle qu'il convient de conseiller.

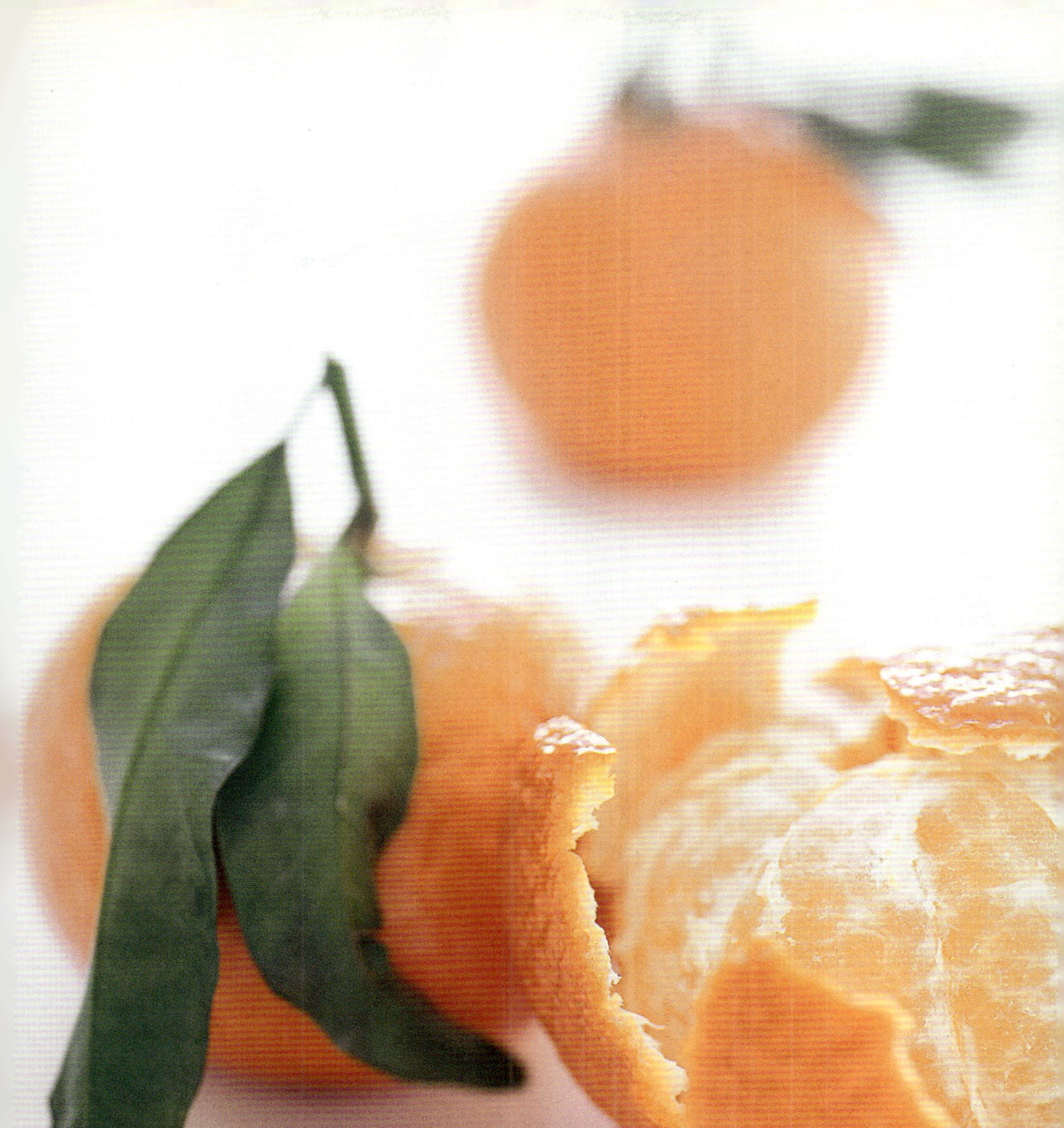

Compte tenu des habitudes alimentaires et des quantités absorbées, les pommes de terre représentent surtout dans certaines régions (Nord, Est) un apport plus important en vitamine C que les kiwis qui en contiennent pourtant beaucoup plus (80 mg pour 100 g de fruit), alors qu'une orange par exemple n'en contient que 53 mg. Le citron et l'orange sont riches en vitamine C, mais il faudrait manger 15 à 30 oranges pour apporter l'équivalent d'un comprimé de vitamine C. La cerise acérola et la baie d'églantier sont certes les deux fruits les plus concentrés en vitamine C, mais ils ne représentent qu'une source mineure d'apports.

Une tomate jaune contient trois fois plus de vitamine C qu'une tomate orange et deux fois plus qu'une rouge. Mais la teneur en vitamine C dépend également de la nature des sols, du climat, de l'espèce, des traitements subis...

VITAMINE D OU CALCIFÉROL

La vitamine D est d'une importance fondamentale pour le squelette puisqu'elle est indispensable à l'assimilation de son élément constitutif essentiel, le calcium.

Rôle

Il est comparable à celui d'une hormone puisqu'elle intervient dans de multiples mécanismes indispensables à la vie de l'organisme et en particulier sur l'absorption du calcium et du phosphore, avec pour conséquence un rôle fondamental sur la croissance, la santé des os et des dents : sa carence est d'ailleurs responsable du rachitisme chez l'enfant et de troubles de la calcification des os chez l'adulte. La vitamine D améliorerait en outre la résistance aux infections, s'opposerait à l'apparition de certains cancers digestifs.

Propriétés physico-chimiques

Insoluble dans l'eau, légèrement soluble dans les huiles et les graisses (tout comme les vitamines A, E et K), sensible à la lumière, à l'air, à la chaleur, et aux acides.

À propos des propriétés physico-chimiques

- Elle se présente sous forme de solution huileuse puisqu'elle est insoluble dans l'eau.
- Elle doit de préférence être absorbée au moment d'un repas contenant un peu d'huile ou des graisses.
- Elle est en partie détruite par la cuisson.

Métabolisme

La vitamine D d'origine interne est absorbée directement par les vaisseaux, la vitamine D d'origine alimentaire est absorbée à la partie haute de l'intestin, stockée dans le foie, les muscles et le tissu graisseux, éliminée par les selles.

Sources

Elle est surtout présente dans le foie des poissons gras, les sardines en conserve, le jaune d'œuf, la viande (foie de bœuf, poulet, veau), les fromages (brie, emmenthal...), le beurre, le lait, les céréales, les champignons...

Principales sources des apports alimentaires

- Viande, poisson.
- Œuf, matières grasses animales.
- Produits laitiers.

Les disparités dans les apports sont colossales : une cuiller à soupe d'huile de foie de morue apporte 3 400 U.I., 100 g de thon en boîte n'en contiennent que 230 U.I., mais l'usage de la première est sensiblement passé de mode.

Besoins

- Évalués à 400 U.I. par jour pour un enfant ou un adulte (le nourrisson nécessite proportionnellement un apport vingt fois plus important que l'adulte), 600 U.I. pour une femme enceinte.
- L'unité en poids tend actuellement à prendre la place de l'U.I. : 1 mcg = 40 U.I., ce qui revient à dire que le nourrisson a besoin de 10 mcg tout comme l'adulte, alors que la femme enceinte nécessite 15 mcg.

Chez les personnes âgées et les enfants, la supplémentation en vitamine D doit être systématique.

Statut nutritionnel

Les apports alimentaires sont largement inférieurs aux recommandations, ce qui a pour conséquence un déficit chez le tiers des adultes ; les Américains envisagent de supplémenter le lait et les céréales voire d'autres aliments si cela s'avérait encore insuffisant.

La fabrication de la vitamine D sous l'action du soleil couvre normalement les besoins de l'organisme... sous certains climats, pour certaines peaux, selon des variations individuelles... Pour un même temps d'exposition, les jeunes fabriquent deux fois plus de vitamine D que les personnes âgées, les peaux claires un peu plus que les peaux basanées : une personne jeune à la peau claire peut fabriquer 10 000 U.I. de vitamine D en une journée.

Carence

Les conséquences principalement osseuses sont bien entendu différentes selon que la carence touche un enfant en période de croissance ou un adulte. Elle entraîne chez le premier le rachitisme avec ses déformations du thorax et des membres, ses troubles de la marche, sa faiblesse musculaire... Elle est surtout responsable chez le second de douleurs musculaires et osseuses, parfois de fourmillements voire de tétanie.

Traitement préventif

Essentiellement pour les populations à risques : enfants en période de croissance, personnes âgées, malades du tube digestif ou insuffisants rénaux.

Indications habituelles

■ Rachitisme de l'enfant et son équivalent chez l'adulte (ostéomalacie).

■ Ostéoporose, prévention des fractures. La supplémentation en calcium et en vitamine D réduit d'environ 30 % le risque de fractures chez les personnes âgées.

D'autres indications intéressantes

■ Femme enceinte, allaitante.

■ Personnes à risques : alcool, cancer... voire simplement âgées.

■ Régime végétarien.

■ Moindre résistance aux infections.

■ Certains problèmes de peau.

Contre-indications

- Hypercalcémie.
- Calculs rénaux.

Les bœnnes associations

- Vitamines B6 et C.
- Magnésium.
- Calcium, mais des apports trop bas favorisent par contre l'avitaminose.
- Silicium.
- Zinc.

Les antagonistes

- Huile de paraffine, qui empêche sa réabsorption.
- Médicaments anti-épileptiques.

Interactions médicamenteuses

- Barbituriques.
- Certains antibiotiques.
- Pilule.

Toxicité

Le surdosage d'apport, au-dessus de 2 000 U.I. (50 mcg) par jour, entraîne fatigue, perte d'appétit, maux de tête, soif intense, besoins fréquents d'uriner, troubles digestifs (nausées, vomissements, diarrhée ou constipation), faiblesse musculaire, crampes, des risques de précipitation calcique dans le cœur, les reins, les vaisseaux, les articulations.. mais également une déminéralisation osseuse. Il n'existe pas de surdosage lié à l'alimentation ou à une exposition solaire trop importante.

En pharmacie

■ Stérogyl® :

- Présentation : flacon de vingt ml de solution buvable qui apporte 400 U.I. par goutte.
- Posologie en prévention : 3 gouttes par jour pour le nourrisson, 5 gouttes pour la personne âgée pendant la saison froide.

■ Dédrogyl® : largement utilisé. Ce métabolite de la vitamine D apporte 200 U.I. par goutte.

- Présentation : flacon de dix ml de solution buvable.
- Posologie en prévention : deux gouttes par jour chez le nourrisson, quatre à dix gouttes chez l'enfant, quinze à vingt gouttes pour les états tétaniques de l'adulte.

■ Les préparations multivitaminées contiennent en général entre 400 à 1200 U.I. de vitamine D par comprimé : il faudrait donc prendre 20 cps par jour pour se mettre en danger.

■ Il n'y a aucune raison de donner plus de 1000 U.I. par jour à un nourrisson, plus de 2000 U.I. par jour à un adulte.

VITAMINE E OU TOCOPHÉROL

Elle est probablement une des substances les plus importantes pour la santé de l'organisme. Nous savons en effet depuis peu qu'elle fait non seulement partie des trois vitamines douées de propriétés antioxydantes, avec pour corollaire un rôle dans la prévention et la prise en charge des maladies cardio-vasculaires, du cancer et du vieillissement, mais qu'elle est surtout la plus puissante des vitamines protectrices, ce qui explique la multitude des travaux scientifiques qui lui sont actuellement consacrés.

Rôle

Indispensable classiquement aux fonctions de reproduction, elle est actuellement, grâce à son action protectrice de la cellule, au centre de très nombreuses études destinées à en préciser le vaste champ d'application ; elle est utilisée, associée aux vitamines A et C, pour lutter contre le vieillissement mais avec un pouvoir antioxydant trois fois supérieur ; elle améliorerait les performances des athlètes, «doperait» le tonus sexuel en association avec zinc et sélénium, serait stimulante de l'immunité avec même un effet bénéfique chez des patients infectés par le V.I.H., aurait une action anti-inflammatoire intéressante contre les douleurs de rhumatologie, inhiberait l'adhésion des plaquettes, ce qui fluidifierait le sang, réduirait le risque de cataracte, diminuerait le risque de cancer de la prostate et du côlon. Des études récentes ont montré qu'il existait une relation inverse entre la fréquence de la maladie coronarienne et la consommation de fruits et végétaux riches en vitamine E.

Propriétés physico-chimiques

Insoluble dans l'eau, très soluble dans les graisses et leurs solvants (acétone, alcool, éther...), peu sensible à la chaleur, la lumière et les acides, très sensible à l'air.

A propos des propriétés physico-chimiques

- Les pertes en vitamine E sont relativement peu importantes lors de la cuisson.
- Les huiles doivent être conservées dans des récipients bien fermés et opaques.
- Elle gagne à être absorbée lors d'un repas qui contient un peu d'huile ou des graisses.

Métabolisme

Absorbée à la partie moyenne de l'intestin, concentrée surtout dans le tissu graisseux et les surrénales, les testicules, le foie, les muscles, éliminée surtout par les selles.

Sources

Elle est apportée à la fois par les aliments d'origine animale et végétale, surtout présente dans les huiles de germes de blé (++) et de tournesol mais aussi, bien qu'en moindre concentration, dans les huiles d'olive, de maïs, de colza. Elle se trouve également dans l'avocat, les céréales complètes, le beurre et la margarine, les oléagineux (amande, noisette, noix, noix de coco, pistache), les poissons gras (thon à l'huile), les légumes (asperge, avocat, maïs, soja, tomate) et légumes verts à feuilles (chou, persil...), les fromages gras et laitages...
La vitamine E largement contenue dans certaines huiles (plus d'1 gramme par litre d'huile de germes de blé) les protège du rancissement.

Principales sources des apports alimentaires
- Matières grasses végétales.
- Fruits et légumes.
- Œuf, poisson, viande.

Teneur en vitamine E des aliments (pour 100 g)
Huile de germes de blé : 135 mg
Huile de tournesol : 50 mg
Amande, noisette : 25 mg
Germes de blé : 22 mg
Huile de foie de morue : 20 mg
Huile d'arachide, huile de maïs, huile de soja : 17 mg
Pop-corn nature : 10 mg

Pour couvrir la ration quotidienne de vitamine E, il faut absorber :
10 g d'huile de germes de blé
20 g d'huile de tournesol
30 g d'huile d'amande
40 g d'huile de pépins de raisins
60 g d'huile de colza
100 g d'huile d'arachide ou de maïs
120 g d'huile d'olive

Besoins

Ils dépendent de plusieurs facteurs (âge, sexe, physiologie, habitudes alimentaires, autres facteurs de risques...). Ils se situent entre 7 et 15 U.I. chez l'enfant, autour de 12 à 15 U.I. chez l'adulte, mais ces chiffres devraient être révisés à la hausse car ils sont notoirement insuffisants, en particulier pour obtenir une action antioxydante. Beaucoup d'études montrent qu'une supplémentation quotidienne de 100 U.I. de vitamine E pendant au moins deux ans est nécessaire pour réduire les risques de maladies cardio-vasculaires et de cancers, alors que les besoins sont fixés sept fois plus bas.

Statut nutritionnel

Les apports alimentaires sont très fréquemment inférieurs aux recommandations, certains considèrent même que l'ensemble de la population est carencé.

Carence

Elle s'inscrit toujours dans un tableau de malnutrition globale ou dans une situation pathologique particulière (prématuré, maladie génétique...). Elle se manifeste d'abord par des signes neurologiques ou neuromusculaires, puis par une atteinte de la rétine.

Traitement préventif

Une alimentation équilibrée couvre facilement les besoins mais certains traitements que subissent les aliments de l'industrie agro-alimentaire détruisent une grande partie des vitamines et principalement la vitamine E.

Indications habituelles

■ Personnes à risques : alcool, tabac, exposées à des pollutions, cancer... ou simplement âgées.
■ Prévention cardio-vasculaire, chiffres de cholestérol élevé.
■ Problèmes de fertilité, impuissance.

D'autres indications intéressantes

■ Moindre résistance aux infections.
■ Activité sportive intensive, puisqu'elle diminue la fatigue, améliore les performances physiques.
■ Anémie par carence en fer.
■ Femme sous pilule.

Contre-indication

Aucune.

Les bonnes associations

- Caroténoïdes.
- Vitamine C.
- Sélénium.
- L'administration de fer et de vitamine E devrait toujours être simultanée.

Les antagonistes

- Huile de paraffine, qui empêche sa réabsorption.
- Cuivre et fer, car existe alors un risque pro-oxydant.

Interactions médicamenteuses

- Pilule.
- Anti-épileptiques.

Toxicité

Aucune en principe, même à des doses cent fois supérieures à l'apport recommandé.

En pharmacie

■ Ephynal® :
- Présentation : étuis de vingt et cent comprimés, un comprimé = 100 mg.
- Posologie : deux comprimés par jour.
■ Toco500® :
- Présentation : étui de trente capsules, une capsule = 500 mg.
- Posologie : une capsule par jour.
■ Vous pouvez vous aider de Sulphur Antioxydant Complexe Solgar®, dont chaque capsule contient 25 mcg de sélénium, 5 mg de zinc, 5 000 U.I. de caroténoïdes, 100 mg de vitamine C, 60 UI de vitamine E.
- Présentation : boîte de quatre-vingt dix capsules.
- Posologie : une capsule par jour.

VITAMINE K OU PHYLLOQUINONE

Elle joue sur une seule fonction mais fort importante, la coagulation du sang.

Rôle

Indispensable à la coagulation du sang pour prévenir ou stopper les hémorragies, elle aurait également une influence sur le développement du squelette et la santé de l'os, en intervenant sur la fixation du calcium.

Propriétés physico-chimiques

Insoluble dans l'eau, très soluble dans les graisses et les huiles, instable à l'air et plus rapidement encore à la lumière et aux alcalins, stable à la chaleur.

À propos des propriétés physico-chimiques

- La durée du stockage et le type d'emballage (mieux vaut qu'il soit opaque) interviennent sur la concentration en vitamine K.
- Comme elle est stable à la chaleur et insoluble dans l'eau, elle est peu détruite par la cuisson des aliments.
- Les aliments doivent de préférence être consommés frais, les surgelés en contiennent peu.

Métabolisme

Absorbée à la partie supérieure de l'intestin en présence de bile, stockée essentiellement dans le foie, mais les réserves de l'organisme ne dépassent pas huit jours, éliminée dans les selles et les urines.

Sources

Elle est surtout présente dans les aliments d'origine végétale comme les huiles (soja), les légumes verts à feuilles (brocoli, chou, chou-fleur, épinard, persil...), les salades, le foie, les laitages, le jaune d'œuf, la pomme de terre, la carotte...

De façon schématique, plus les feuilles sont vertes, plus elles sont riches en vitamine K : les feuilles externes contiennent quatre fois plus de vitamine K que les feuilles jaunes et pâles du centre. La choucroute est un des plats les plus concentrés en vitamine K.

Principales sources des apports alimentaires

- Légumes verts, matières grasses végétales.
- Viandes, laitages.

Besoins

10 à 25 mcg pour un enfant, 35 à 45 mcg pour un adulte, 55 mcg pendant l'allaitement, largement couverts par une alimentation habituelle. La synthèse de la vitamine K2 par les bactéries intestinales satisfait environ les trois quarts des besoins quotidiens.

Statut nutritionnel

Il est satisfaisant en dehors de circonstances très particulières (défaut d'absorption par maladie intestinale, cause toxique avec par exemple des antibiotiques de façon prolongée, nouveau-né...).

Carence

Essentiellement des hémorragies (digestives, nasales, urinaires).

Traitement préventif

Principalement chez le nouveau-né.

Principales utilisations médicales

- ■ Femme enceinte (pour éviter la maladie hémorragique du nouveau-né) ou allaitante.
- ■ Prématuré et nouveau-né.

D'autres indications intéressantes

- ■ Hémorragies ou symptômes de fragilité capillaire.
- ■ Certaines maladies digestives.
- ■ Ostéoporose en traitement d'appoint.

Contre-indication

Patient sous anticoagulants.

Les bonnes associations

- Vitamine D.
- Calcium.

Interactions médicamenteuses

- Anti-vitamines K utilisés en cardiologie pour fluidifier le sang.
- Antibiotiques (sulfamides...).
- Anti-épileptiques.

Toxicité

La vitamine K1 (forme naturelle) est peu toxique avec une marge de sécurité d'environ 50 fois l'apport quotidien conseillé, quelques signes cutanés sont parfois notés après injection musculaire ; attention toutefois à des doses trop importantes de vitamine K3 (forme synthétique) chez le prématuré et le nouveau-né. Il est tout à fait déconseillé de prendre des suppléments de vitamine K en automédication.

En pharmacie

■ Vitamine K1 Roche® (sur prescription médicale) :
- Présentation : tube de vingt comprimés à croquer ; flacon de 10 ml d'émulsion buvable.
- Posologie : un à deux comprimés par jour ; dix à vingt gouttes par jour.

■ Les suppléments contenant la vitamine K existent à l'étranger mais ne sont pas admis comme tels en France où ils n'existent que sous forme de médicaments.

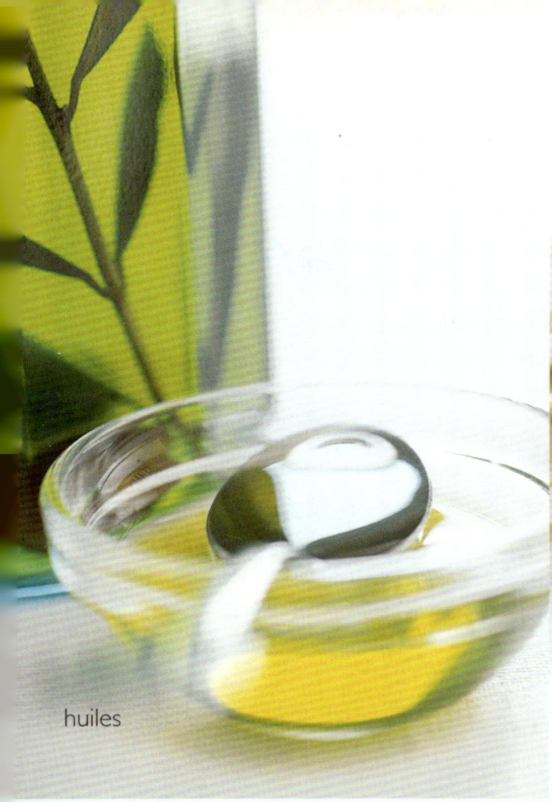

huiles

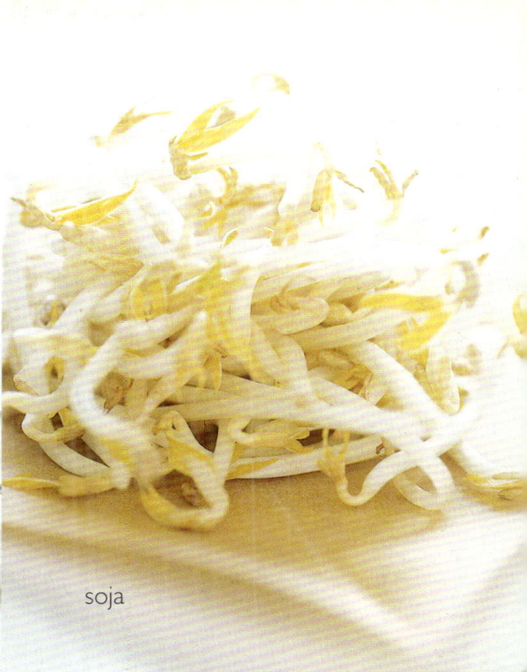

soja

Conseils pour protéger les vitamines

- Ne stockez pas les fruits et légumes trop longtemps.
- Gardez-les au frais ou au froid.
- Mangez les crus, lorsque cela est possible.
- Donnez la préférence à la cuisson à la vapeur plutôt qu'à l'eau.
- Donnez pour les viandes la préférence au grill et à la broche plutôt qu'au bouilli.
- Ne laissez pas le lait à la lumière.
- Mangez de préférence les fruits avec la peau..., après les avoir bien lavés.
- Ne les coupez pas en dés à l'avance pour les consommer quelques heures plus tard (salade de fruits).

Ces conseils sont généraux et modulables en fonction des propriétés physico-chimiques de chacune des vitamines que nous venons d'étudier.

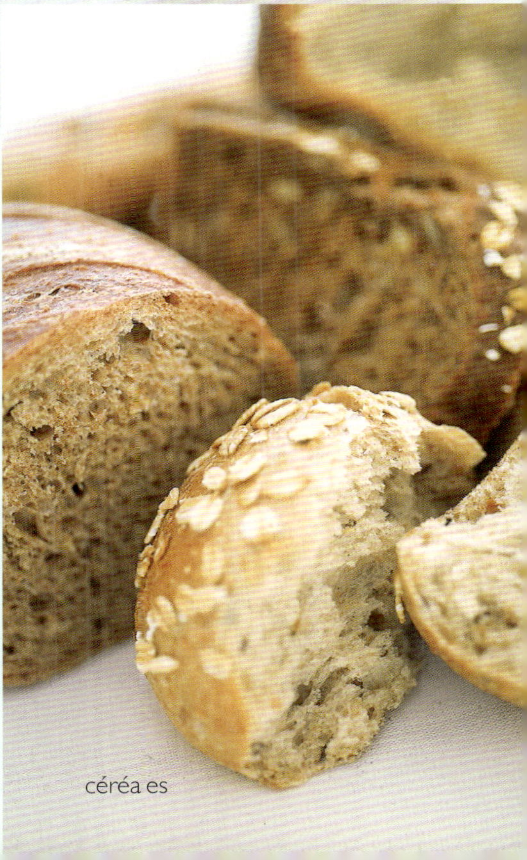

céréa es

CHOISIR SES POLYVITAMINES

La composition de quelques-unes des polyvitamines vendues en pharmacie, répertoriées dans le Vidal, que vous allez trouver ci-dessous, va non seulement vous permettre de choisir celle qui correspond le mieux à vos préoccupations, vos besoins ou vos objectifs-santé, mais surtout vous aider à comprendre et décrypter les étiquettes des nombreux mélanges de vitamines proposés par les magasins diététiques ou les sociétés de vente par correspondance, ou rapportés de l'étranger (principalement des États-Unis).

Nous ne vous livrons pas un test comparatif mais souhaitons seulement vous apporter des données strictement informatives : chaque mélange obéit à sa logique et répond à des indications privilégiées que vous êtes à présent capable d'appréhender plus aisément, si vous avez lu attentivement le descriptif de nos treize vitamines.

Il est très important de jeter ce coup d'œil vigilant et critique sur la composition, de ne pas vous contenter du «look» de l'emballage, et surtout de ne pas vous fier au vieil adage «De toute façon, les vitamines c'est bon pour la santé» : vous en savez assez à ce stade de l'ouvrage pour effectuer un choix raisonné et personnalisé.

Seules

■ Alvityl® :

- Composition : un comprimé contient 1500 U.I. de vitamine A, 2,5 mg de B1, 2,5 mg de B2, 12,5 mg de B3, 2,5 mg de B5, 0,75 mg de B6, 25 mcg de B8, 62,5 mcg de B9, 1,5 mcg de B12, 37,5 mg de vitamine C, 150 U.I. de vitamine D3, 5 mg de vitamine E.
- Présentation : flacon de cinquante comprimés.
- Posologie : deux à trois comprimés par jour chez l'adulte, un à deux comprimés par jour chez l'enfant de 6 à 15 ans.

■ Hydrosol Roche® :

- Composition : 2 ml de solution buvable (soit 50 gouttes) contiennent 5000 U.I. de vitamine A, 2 mg de B1, 1,5 mg de B2, 10 mg de B3, 4 mg de B5, 2 mg de B6, 50 mg de vitamine C, 1000 U.I. de vitamine D2, 2 mg de vitamine E.
- Présentation : flacon de vingt ml de solution buvable.
- Posologie : quinze gouttes par jour au-dessous de deux ans ; vingt-cinq gouttes par jour au-dessus.

Si ces deux produits semblent voisins, le second est beaucoup plus riche en vitamines A et E... mais il ne contient pas les vitamines B8, B9, B12 : il possède donc une action protectrice (antioxydante) plus puissante mais il pourrait être moins efficace face à une fatigue en rapport avec une anémie.

Associées à des oligo-éléments

■ Azedavit® :

- Composition : un comprimé contient 3500 U.I. de vitamine A, 2,25 mg de B1, 2,6 mg de B2, 20 mg de B3, 10 mg de B5, 3 mg de B6, 45 mcg de B8, 0,4 mg de B9, 9 mcg de B12, 90 mg de vitamine C, 250 U.I. de vitamine D3, 30 U.I. de vitamine E, additionné de calcium, cuivre, fer, iode, magnésium, manganèse, phosphore, potassium, zinc à doses nutritionnelles.
- Présentation : boîte de quinze comprimés.
- Posologie : un seul comprimé par jour, réservé à l'adulte et l'enfant au-dessus de 12 ans.

Ce produit très complet est également très dosé en vitamine A.

■ Forvital® :

- Composition : un comprimé contient 15 mg de vitamine B1, 15 mg de B2, 100 mg de B3, 20 mg de B5, 25 mg de B6, 0,4 mg de B9, 12 mcg de B12, 600 mg de vitamine C, 30 U.I. de vitamine E, additionné de 27 mg de fer (fumarate).
- Présentation : boîte de quinze comprimés.
- Posologie : un comprimé par jour chez l'adulte et l'adolescent.

Ce produit est très dosé en vitamine C mais ne contient pas de vitamine A : il est surtout dynamisant.

■ Isoxan® :
- Composition : un comprimé contient 125 mcg de vitamine A, 2,5 mg de B1, 2,5 mg de B2, 2,5 mg de B3, 2,5 mg de B5, 1,25 mg de B6, 75 mcg de B9, 1 mcg de B12, 25 mg de vitamine C, additionné de cuivre, fer, magnésium, manganèse, sélénium, zinc...
- Présentation : boîte de quatre-vingts comprimés.
- Posologie : un comprimé deux fois par jour.
Ce produit est complet et pas trop dosé, ce qui n'est pas nécessairement un inconvénient.

■ Pharmaton® :
- Composition : une capsule contient 2000 U.I. de vitamine A, 2 mg de vitamine B1, 2 mg de B2, 15 mg de B3, 1 mg de B6, 1 mcg de B12, 60 mg de vitamine C, 200 U.I. de vitamine D, 10 mg de vitamine E additionné de calcium, cuivre, fer, magnésium, manganèse, potassium... et de ginseng.
- Présentation : étuis de quinze, trente... capsules.
- Posologie : une capsule par jour chez l'adulte.
Association de vitamine C, cuivre, fer... : sa composition en fait indiscutablement un produit dynamisant.

■ Plényl® :
- Composition : un comprimé contient 3000 U.I. de vitamine A, 1,6 mg de B1, 2 mg de B2, 30 mg de B3, 6,87 mg de B5, 4,11 mg de B6, 0,15 mg de B8, 0,4 mg de B9, 4 mcg de B12, 150 mg de vitamine C, 20 U.I. de vitamine E additionné de cuivre, sélénium, zinc à doses nutritionnelles.
- Présentation : boîtes de un ou deux tubes de quinze comprimés.
- Posologie : un comprimé par jour chez l'adulte et l'adolescent.
Ce produit contient les cinq antioxydants majeurs (vitamines A, C, E, sélénium, zinc) à doses efficaces.

■ Supradyne® :
- Composition : un comprimé effervescent contient 3333 U.I. de vitamine A, 4,5 mg de B1, 5 mg de B2, 50 mg de B3, 21 mg de B5, 6 mg de B6, 0,3 mg de B8, 6 mcg de B12, 180 mg de vitamine C, 200 U.I. de vitamine D2, 10 mg de vitamine E additionné de calcium, cuivre, fer, magnésium, manganèse, zinc... à doses nutritionnelles.
- Présentation : boîte(s) de un (ou deux) tube(s) de dix comprimés effervescents.
- Posologie : un comprimé par jour en cures courtes chez l'adulte et l'adolescent.
Ce produit dosé en vitamine A, contient en outre l'association de vitamine C, cuivre et fer : il doit probablement être conseillé en cures courtes.

■ Vivamyne® Multi :
- Composition : un comprimé contient 3500 U.I. de vitamine A, 2,25 mg de B1, 2,6 mg de B2, 20 mg de B3, 10 mg de B5, 3 mg de B6, 45 mcg de B8, 0,4 mg de B9, 9 mcg de B12, 90 mg de vitamine C, 250 UI de vitamine D3, 30 U.I. de vitamine E additionné de calcium, cuivre, fer, iode, magnésium, manganèse, phosphore, potassium, zinc à doses nutritionnelles.
- Présentation : boîtes de quinze et trente comprimés.
- Posologie : un comprimé par jour. Pas en dessous de 12 ans.
Il convient certainement de ne pas dépasser un comprimé par jour en raison de la composition, de sa richesse en vitamine A, et des associations.

Cette liste de médicaments n'est pas exhaustive mais vous avez à présent compris la façon dont il faut choisir les associations de vitamines : en lisant bien la boîte, en donnant la préférence à une molécule bien choisie pour un objectif très précis, sans considérer que c'est obligatoirement bon pour la santé et absolument sans danger.

prévenir
et soigner

LES MALADIES COURANTES

Les études concernant le rôle de l'alimentation sur la santé et l'espérance de vie se sont multipliées ces dernières années au point de faire de la nutrition une des premières disciplines de recherche.

Les conclusions des nombreux travaux scientifiques effectués partout dans le mondes sont telles qu'il est à présent facile et licite d'établir un régime alimentaire optimal pour saisir la santé à pleines dents, ce que nous allons vous aider à faire. Une alimentation saine, variée, équilibrée, judicieusement choisie est une des conditions essentielles de votre santé : de simples conseils pour tous ceux qui vont bien peuvent se transformer en recommandations plus ou moins strictes selon l'état de chacun.

Vous devez :

- Réduire globalement la quantité des calories absorbées, choisir les «allégés».
- Diminuer de façon drastique les apports d'acides gras saturés : beurre et margarine, laitages entiers, viandes grasses. Vous pouvez toutefois manger du fromage, de préférence de chèvre ou de brebis, une fois par jour.
- Consommer une seule protéine par repas : viande, poisson, œuf, ou fromage.
- Donner la préférence aux poissons, en particulier gras (hareng, maquereau, sardine, saumon, thon...).
- Réduire les sucres rapides, choisir les sucres lents.
- Consommer régulièrement des céréales, de préférence complètes.
- Manger tous les jours deux fruits et trois légumes différents ; préférez-les de saison.
- Choisir des aliments riches en vitamines, en minéraux, en fibres.
- Redécouvrir les légumineuses (fève, haricot, lentille, pois, soja).
- Consommer de temps à autre des oléagineux (amande, noisette, noix...).
- Utiliser l'huile d'olive et de colza, même pour la cuisson des viandes et poissons, mais sans les faire fumer.
- Recourir à des compléments personnalisés en fonction du «terrain», de l'activité, du mode de vie.
- Réensemencer régulièrement la flore digestive avec des ferments lactiques ou des probiotiques.
- Boire beaucoup d'eau pure ou minérale : au moins un litre par jour.
- Modérer le vin rouge (pas plus d'un verre par jour).
- Préférer le thé au café, sans en abuser.
- Éviter autant que possible les conserves, les additifs alimentaires...
- Éviter la cuisson à grand feu, à la cocotte-minute ou simplement la cuisson trop longue des légumes.

Voyons ensemble en effectuant un choix nécessairement arbitraire les indications privilégiées des vitamines, oligo-éléments et aliments naturels.

ANGOISSE

État fréquent qui touche un(e) Français(e) sur cinq, ne reconnaît pas de cause précise, survient n'importe quand, entraîne des symptômes fort désagréables avec tous les intermédiaires possibles entre une vague sensation de mal-être jusqu'à des crises de panique aiguë. Il s'y associe souvent une boule à la gorge ou au ventre, une impression d'étouffement, des tremblements, des palpitations, des vertiges, des sueurs...

Les oligo-éléments

LITHIUM, MAGNÉSIUM.

■ Lorsqu'il y a une carence, ce qui est fréquent ici, ils peuvent être administrés sous forme de médicaments tels que Granions® (ampoules buvables), Oligo-essentiels® (solution buvable), Oligogranul® (granules à sucer), Oligosol® (ampoules perlinguales), Oligostim® (comprimés à sucer)...

- Posologie : une prise de magnésium trois fois

par jour, une prise de lithium deux fois par jour, pendant quelques jours ou semaines.

■ Vous pouvez également vous aider d'un magnésium plus dosé, en recourant à des médicaments tels que Magnogène®, Mégamag®, Spasmag®... : la posologie moyenne est de deux à trois gélules (ou doses) par jour.

Les vitamines

Principalement du GROUPE B : elles possèdent leur action autonome et augmentent également l'absorption du magnésium.

VITAMINE B1 :

■ Bénerva® : un comprimé = 250 mg.

- Présentation : étui de quarante comprimés.
- Posologie : un par jour.

VITAMINE B3 :

■ Nicobion® (nicotinamide) : un comprimé = 500 mg.

- Présentation : flacon de trente comprimés.
- Posologie : un par jour.

VITAMINE B6 :

■ Vitamine B6 Richard® : un comprimé = 250 mg.

- Présentation : boîte de vingt comprimés.
- Posologie : un par jour pour l'adulte, un quart à un demi pour l'enfant.

VITAMINE B9 :

■ Spéciafoldine® : un comprimé = 5 mg.

- Présentation : boîte de vingt comprimés.
- Posologie : un comprimé par jour.

VITAMINE B12 :

■ Vitamine B12 Gerda® : un comprimé = 250 mcg.

- Présentation : boîte de vingt-quatre comprimés sublinguaux.
- Posologie : un à deux comprimés à laisser fondre sous la langue chez l'adulte, un demi à un comprimé, écrasé puis mélangé avec du lait, chez le nourrisson ou l'enfant.

■ Vous pouvez vous aider de B Chabre®, mélange des vitamines B1, B2, B3, B5, B6.

- Présentation : boîte de trente comprimés.
- Posologie : un comprimé par jour pendant quinze jours (réservé à l'adulte).

■ Vous pouvez également recourir à Magalite® : mélange de calcium, magnésium, vitamine B6 et E, huile de foie de morue (vitamine D).

- Présentation : boîte de quarante capsules.
- Posologie : une capsule matin et soir pendant trois semaines.

Les compléments naturels

Les GERMES DE BLÉ : un aliment complet.

Le grain de blé est un aliment parfait, l'équivalent végétal de l'œuf : il contient tous les nutriments nécessaires à la croissance de la plante. Il est composé de l'amande (les trois quarts du poids total) dont le broyage produit la farine, alors que l'enveloppe (15 % du poids total) fournit le son. Le germe, une fois semé, donne d'autres grains de blé.

- Composition : les germes de blé sont obtenus en trempant le grain dans l'eau et en le laissant germer deux jours. Ils constituent la partie vivante de la plante, renferment tous les constituants nécessaires à sa croissance. Ils apportent près de 400 calories pour 100 grammes, dont 50 grammes de sucres, 25 grammes de protéines, 10 grammes de graisses (qui les font rancir rapidement). Ils représentent donc une des meilleures sources de protéines du règne végétal, et sont d'ailleurs très appréciés des végétariens : il leur manque toutefois un acide aminé essentiel, la lysine, pour être parfaits. Ils contiennent deux fois plus de calcium, trois fois plus de magnésium et de phosphore, beaucoup plus de vitamines B et surtout E que le blé. Ils contiennent également les vitamines A et C.
- Propriétés : leur richesse en protéines fait leur qualité principale : ils aident à prendre en charge les troubles nerveux, ils sont également efficaces contre la fatigue, le surmenage, ils possèdent en outre une action bénéfique contre certains problèmes de peau (eczéma, dermite, psoriasis...), de cheveux et d'ongles.
- Mode d'emploi : vous les trouvez en pharmacie et dans les magasins diététiques sous forme de flocons à saupoudrer dans les salades, les yaourts, le fromage blanc : vous en prenez une à deux cuillers à café par jour.

LA LÉCITHINE :

- Origine et répartition : fabriquée par le foie pour disperser et dissoudre les graisses, elle fait partie des phospholipides, substances solubles dans l'eau et les matières grasses. Présente et très concentrée dans les organes vitaux (cerveau, cœur, foie, reins), elle apporte des acides gras insaturés bénéfiques aux cellules nerveuses.
- Composition et propriétés : par sa richesse en phosphore et en acides aminés, elle facilite le développement du système nerveux et possède un rôle régulateur des nombreux troubles dont il peut être responsable. Certains chercheurs pensent qu'il est meilleur pour la santé cardio-vasculaire d'augmenter les apports des aliments riches en lécithine, plutôt que de diminuer ou de supprimer ceux qui contiennent beaucoup de cholestérol.

Elle est neurosédative, favorise la mémoire, aide à la concentration, facilite le sommeil ; elle favorise l'absorption des vitamines liposolubles (A, E, D, K) ; elle prévient la fabrication de calculs biliaires ; elle est intéressante face à certaines maladies graves, grâce à sa richesse en acides gras essentiels ; elle améliore indiscutablement les problèmes de peau ; elle modifierait enfin la répartition des graisses, modèlerait les formes, mériterait donc d'être essayée face à certaines surcharges localisées.
- Mode d'emploi : elle est présente dans le jaune d'œuf coulant, la noix, le soja ou dans les huiles de tournesol, de carthame ou de lin.
- Vous la trouvez en pharmacie et dans les magasins d'aliments naturels, le plus souvent extraite du soja ; vous en prenez une cuiller à café deux fois par jour.

■ Vous pouvez vous aider de Lecithine 1200 mg Softgels® :
- Présentation : flacon de cent capsules.
- Posologie : une capsule par jour.

Protocole de traitement naturel pour 15 jours

- Une dose de magnésium, avant les trois repas.
- Une dose de lithium, matin et soir.
- Une cuiller de germes de blé matin et soir, une cuiller de lécithine de soja à midi.

SPASMOPHILIE

Ce terme, utilisé seulement par la médecine française, recouvre des symptômes nerveux divers et variés : manifestations d'angoisse, problèmes de sommeil, fatigue musculaire, intellectuelle, sexuelle, troubles du caractère... Cette affection qui touche six à dix millions de personnes, sans facteurs ethniques ni sociaux prédisposants, constitue un véritable phénomène de société avec des retentissements nombreux sur la vie personnelle, familiale, professionnelle... Les examens biologiques et paracliniques sont peu perturbés : le calcium sanguin (calcémie) est normal à la différence de la tétanie, le magnésium est diminué ou normal.

L'oligo-élément essentiel

Le MAGNÉSIUM est volontiers abaissé chez les personnes stressées.

■ Il peut être administré sous forme de médicaments tels que Granions® (ampoules buvables), Oligo-essentiels® (solution buvable), Oligogranul® (granules à sucer), Oligosol® (ampoules perlinguales), Oligostim® (comprimés à sucer)...
- Posologie : une prise de magnésium, trois fois par jour, pendant quelques semaines.

■ Vous pouvez également vous aider d'un magnésium plus dosé en recourant à des médicaments tels que Magnogène®, Mégamag®, Spasmag®... : la posologie moyenne est de deux à trois gélules (ou doses) par jour.

■ Vous pouvez recourir à Bioptimum® stress, complément nutritionnel qui contient du magnésium, un acide aminé tranquillisant la taurine, de la vitamine B6.
- Présentation : boîte de quatre-vingts comprimés.
- Posologie : deux comprimés deux fois par jour pendant trois semaines.

D'autres oligo-éléments

CUIVRE et MANGANÈSE.

■ Ces deux éléments se trouvent en pharmacie sous de nombreuses présentations : Granions® (ampoules buvables), Oligo-essen-

tiels® (solution buvable), Oligogranul® (granules à sucer), Oligosol® (ampoules perlinguales), Oligostim® (comprimés à sucer)...
- Posologie : une dose de l'un de ces produits, une ou deux fois par jour.

Le PHOSPHORE est actif contre les contractures musculaires.
■ Il existe en pharmacie sous plusieurs formes : Oligo-essentiels® (solution buvable), Oligogranul® (granules à sucer), Oligosol® (ampoules perlinguales), Oligostim® (comprimés à sucer)...
- Posologie : une dose de l'un de ces produits, une ou deux fois par jour.

Le CALCIUM est indispensable dans les cas d'hyperexcitabilité musculaire.
■ Vous pouvez vous aider d'un calcium homéopathique, Sels calcaires Weleda® :
- Présentation : étui de deux boîtes de cinquante grammes de poudre orale.
- Posologie : un quart de cuiller à café matin et soir.
■ Vous pouvez également recourir pendant quelques semaines à un calcium plus dosé, que vous pouvez choisir parmi :
Cacit® 500, Cacit® 1000 : un comprimé = 500 mg ou 1 gramme de calcium.
Calciforte® : une ampoule ou un sachet = 500 mg de calcium.
Efical® 500 ou 1000 : un sachet = 500 mg ou 1 gramme de calcium.
Ossopan® : un comprimé = 129 mg de calcium.

Les vitamines

Principalement du GROUPE B (et surtout B1, B3, B5, B6, B9, B12).
■ Vous pouvez vous aider de Bérocca® : association des vitamines B1, B2, B3, B5, B6, B8, B12, de calcium et magnésium.
- Présentation : boîte de un ou deux tubes de dix comprimés effervescents.
- Posologie : un comprimé par jour pendant vingt jours (réservé à l'adulte).

La VITAMINE D est intéressante pour fixer le calcium. Vous pouvez l'apporter sous forme de médicament à choisir entre :
■ Stérogyl® :
- Présentation : flacon de vingt ml de solution buvable contenant 400 U.I. par goutte.
- Posologie en prévention : trois gouttes par jour pour le nourrisson et la personne âgée pendant la saison froide.
■ Dédrogyl® : ce métabolite de la vitamine D apporte 200 U.I. par goutte.
- Présentation : flacon de dix ml de solution buvable.
- Posologie en prévention : une à deux gouttes chez le nourrisson, quatre à dix gouttes chez l'enfant ; dix à vingt-cinq gouttes pour les états tétaniques de l'adulte.
■ Vous pouvez vous aider de Huile de foie de morue Softgels Solgar® :
- Présentation : flacon de cent capsules dont chacune contient 406 mg d'huile.
- Posologie : une capsule par jour pendant quelques jours.

Les compléments naturels

Les GERMES DE BLÉ (voir plus haut).
- Ils sont vendus en pharmacie et dans les rayons diététiques, sous forme de flocons à saupoudrer sur les salades, yaourts... Vous en prenez une à deux cuillers à café par jour.

La LEVURE DE BIÈRE.
- Origine : substance vivante, préparée à présent de façon spécifique à des fins de supplémentation, à partir d'un champignon microscopique qui servait de ferment à la fabrication de cette boisson. Elle est différente de la levure de boulanger, bien mieux supportée en particulier au plan intestinal.
- Composition : elle est un complément alimentaire extraordinaire, peu gras, peu salé, peu sucré, peu calorique, mais regorgeant de protéines et d'acides aminés essentiels, de minéraux (chrome, phosphore, potassium, sélénium...), de vitamines du groupe B.
- Indications : elle est sédative, améliore l'état

nerveux et la déprime ; elle calme la sensation de faim et les envies de sucre ; elle renforce l'immunité, possède des propriétés anti-infectieuses, restaure la flore intestinale ; elle aide à la santé de la peau, des ongles, des cheveux ; elle est utile à la croissance de l'enfant et à la femme enceinte.

- Mode d'emploi : vous la trouvez dans les magasins diététiques et en pharmacie en comprimés, capsules, paillettes, (attention elle est très amère)..., vous en prenez une dose trois fois par jour.

Protocole de traitement naturel pour 15 jours

- Une dose de magnésium matin, midi et soir.
- Une dose de phosphore par jour.
- Une dose de levure de bière à chaque repas.
- Une capsule d'huile de foie de morue au déjeuner trois fois par semaine.

DÉPRESSION

Affection très fréquente qui touche en France cinq millions de personnes par an (dont deux tiers de femmes). Le diagnostic est évident dans les formes sévères avec risque ou désir de mourir, parfois plus difficile dans la plupart des cas heureusement moins graves car les symptômes peuvent alors facilement se confondre avec les états d'angoisse ou la spasmophilie. Les états dépressifs peuvent entraîner ou associer des problèmes de concentration, des troubles du comportement (oscillant entre tristesse et hyperactivité, apathie et grande exaltation...), une insomnie plus ou moins importante, des difficultés pour assumer le quotidien et appréhender l'avenir, une fatigabilité tenace non améliorée par le repos, une diminution du désir ou une aversion totale pour la sexualité...

Les oligo-éléments

Essentiellement le LITHIUM.

■ Vous pouvez l'apporter sous forme de médicaments à choisir parmi : Granions® (ampoules buvables), Oligo-essentiels® (solution buvable), Oligogranul® (granules à sucer), Oligosol® (ampoules perlinguales), Oligostim® (comprimés à sucer)...

- Posologie : une dose deux fois par jour, pendant quelques semaines.

Nous avons vu plus haut qu'il existait trois formes d'oligothérapie, ce qui est bien entendu valable pour le lithium :

- Les apports très faibles de l'oligothérapie réactionnelle dite catalytique (ou encore «homéopathique») : nous trouvons ici Oligosol®, Oligogranul®, Oligostim®, dont la posologie habituelle est d'une ou deux prises par jour.
- Les apports plus importants de la nutrithérapie : nous trouvons ici Granions® (1 mg de lithium par ampoule buvable), Oligo-essentiels® (0,5 mg de lithium par ml de solution buvable), dont la posologie habituelle est de deux ou trois prises par jour.
- Les apports de lithium à fortes doses qu'utilisent les psychiatres, mais qui sortent du cadre de cet ouvrage.

Chacun des deux premiers groupes est bien individualisé, possède son mécanisme d'action, ses protocoles, ses adeptes... et les comparaisons entre produits sont difficiles, ce qui ne facilite pas la prescription des médecins et leur utilisation par les patient(e)s : nous vous conseillons donc de choisir, selon vos convictions ou vos habitudes, un médicament de l'un des groupes, de le prendre à doses suffisantes, pendant au moins quinze jours, puis de passer en cas d'inefficacité à un médicament de l'autre groupe.

Mais aussi MAGNÉSIUM et ZINC.

■ Le magnésium et le zinc peuvent être administrés sous forme de médicaments à choisir parmi : Granions® (ampoules buvables), Oligo-essentiels® (solution buvable), Oligogranul® (granules à sucer), Oligosol® (ampoules perlinguales), Oligostim® (comprimés à sucer)...

- Posologie : une dose de l'un de ces produits matin et soir, pendant quelques semaines.

Les vitamines

Principalement du GROUPE B (et surtout B1, B3, B5, B6, B9, B12).

■ Vous pouvez vous aider de Biocébé® :

- Présentation : boîte de cinquante ou cent

gélules dont chacune contient 1,5 mg de B1, 1,5 mg de B2, 18 mg de B3, 6 mg de B5, 2 mg de B6, 0,1 mg de B8, les vitamines A, D, C, E, du zinc.
- Posologie : deux capsules par jour, pendant quelques jours.

Conseils hygiéno-diététiques
- Supprimez, si cela est possible, les excitants, et tout particulièrement l'alcool et le tabac.
- Remplacez par une eau minérale riche en magnésium.
- Prenez un ou deux carrés de chocolat, riches en magnésium et en neurotransmetteurs cérébraux.
- Forcez sur les céréales complètes, riches en vitamines du groupe B.
- Aidez-vous d'un œuf par jour car il contient à la fois du lithium et du zinc.
- Mangez des poissons gras : le filet de hareng-pommes à l'huile est sédatif et antidépresseur.

Les compléments naturels
Le POLLEN.
- Origine et composition : il est constitué par des milliers de petits grains qui composent la semence mâle des fleurs. Il est jaune orangé, a un aspect granuleux. Des abeilles spécialisées vont le récolter, le disposer dans la ruche pour nourrir les larves. Il contient de nombreuses substances minérales (cuivre, fer, magnésium, potassium, silicium...), des acides aminés (acide glutamique, méthionine...), les vitamine A, B, C et E. Il est également riche en S.O.D. (super-oxyde dismutase) qui lutte contre la fabrication des radicaux libres (voir page 118).
- Propriétés : il est indispensable pour restaurer l'énergie mentale et musculaire, rétablir l'équilibre nerveux, combattre la déprime et la fatigue, améliorer la mémoire et les performances intellectuelles ; il stimule en outre l'immunité en renforçant les réactions de défense ; il stabilise la tension artérielle, améliore la circulation, prévient les thromboses ; il favorise l'élasticité, le tonus, la beauté de la peau ; il protège les cheveux et les ongles ; il régularise les intestins.
- Mode d'emploi : vous le trouvez en pharmacie ou dans les magasins diététiques, en capsules ou en vrac dans des bocaux : vous versez le soir au coucher une cuiller à café de pollen dans un demi-verre d'eau, vous couvrez, vous laissez reposer toute la nuit, vous absorbez le mélange le lendemain matin au petit déjeuner.

La LEVURE DE BIÈRE (voir plus haut).
Elle est un complément alimentaire riche en vitamines du groupe B et en minéraux, intéressante pour améliorer l'état nerveux.
- Vous la trouvez dans les magasins diététiques et en pharmacie sous forme de comprimés, capsules, paillettes... Vous en prenez une mesure-dose trois fois par jour.
■ Vous pouvez vous aider de Levure de bière microdosée® ou Microlev® :
- Présentation : boîte de soixante comprimés.
- Posologie : un comprimé deux fois par jour.

Vous pouvez ajouter le SARRASIN, riche en minéraux, vitamines B et acides aminés qui interviennent sur la synthèse des neurotransmetteurs cérébraux, impliqués dans les états dépressifs.
■ Vous pouvez vous aider de Bioptimum® mémoire-concentration, qui contient en bonnes quantités des acides aminés précurseurs des neuromédiateurs cérébraux, les vitamines B1, B6, B9, B 2.
- Présentation : boîte de quatre-vingts comprimés.
- Posologie : deux comprimés avant le petit déjeuner et le déjeuner pendant trois semaines.

Protocole de traitement naturel pour 15 jours
- Une dose de lithium trois fois par jour.
- Une dose de pollen le matin.
- Une dose de levure de bière à chaque repas.
- Des galettes de sarrasin au déjeuner et au dîner.

TROUBLES DU SOMMEIL

Ils se traduisent par une diminution de la durée ou de la qualité du sommeil et le retentissement entraîné sur l'activité de la journée suivante. L'insomnie, forme extrême des troubles du sommeil, est très répandue puisque la moindre contrariété personnelle ou professionnelle, le stress le plus minime, l'angoisse ou la déprime, ont immédiatement des répercussions sur le sommeil, fonction en fait extrêmement fragile, perturbée chez un Français sur quatre, le plus souvent d'ailleurs une femme.

Les oligo-éléments

LITHIUM, MAGNÉSIUM.

■ Lorsqu'il y a une carence, ce qui est fréquent ici, ils peuvent être administrés sous forme de médicaments choisis parmi Granions® (ampoules buvables), Oligo-essentiels® (solution buvable), Oligogranul® (granules à sucer), Oligosol® (ampoules perlinguales), Oligostim® (comprimés à sucer)...

- Prescription : une dose de magnésium dans la journée, une dose de lithium au coucher.

Les vitamines

Principalement du GROUPE B (surtout B1, B3, B5, B6, B9, B12).

■ Vous pouvez vous aider de Normalite Nerveux®, mélange d'huile de poissons, de vitamines B6 et E, de calcium, magnésium, zinc, et de fleur d'oranger.

- Présentation : boîte de trente capsules.
- Posologie : une capsule au coucher.

Conseils hygiéno-diététiques

- Supprimez le café.
- Ne prenez plus de thé à partir de 17 heures.
- Dînez légèrement en évitant les protéines (viande), préférez-leur les sucres lents et de la salade (laitue).
- Pas d'alcool dans la soirée, pas de cigarette à proximité du coucher.
- Pas d'activité physique violente dans la soirée.
- Pas de télévision dans la demi-heure qui précède le coucher.
- Prenez une tisane sédative ou un verre de lait écrémé tiède avec un peu de miel avant de vous coucher.

Les compléments naturels

La LÉCITHINE (voir plus haut).

Par sa richesse en phosphore et en acides aminés, elle facilite le développement du système nerveux et possède un rôle régulateur des nombreux troubles dont il peut être responsable : elle est neurosédative, favorise la mémoire, aide à la concentration, facilite le sommeil.

- Vous la trouvez en pharmacie et dans les magasins d'aliments naturels, le plus souvent extraite du soja ; vous en prenez une cuiller à café deux fois par jour.

La LEVURE DE BIÈRE (voir plus haut).

Elle est un complément alimentaire riche en vitamines du groupe B et en minéraux, intéressante pour améliorer l'état nerveux et par conséquent les troubles du sommeil.

- Vous la trouvez dans les magasins diététiques et en pharmacie sous forme de comprimés, capsules, paillettes... Vous en prenez une mesure-dose trois fois par jour.

Protocole de traitement naturel pour 15 jours

- Deux doses de magnésium dans la journée, une dose de lithium dans la soirée.
- Une dose de levure de bière le matin et à midi.
- Une dose de lécithine le soir.
- Une tisane à base de plantes sédatives au coucher.

FATIGUE

Quatre Français(es) sur dix, en majorité des femmes, s'estiment fatigués, ce qu'ils définissent comme un manque d'énergie anormal rendant difficile le moindre effort physique ou intellectuel. La fatigue est le plus souvent décrite de façon vague, imprécise, englobant également aussi bien des manifestations d'anxiété, des difficultés de concentration, des troubles du caractère... que des problèmes de sommeil. Elle est souvent d'origine psychique, surtout à l'adolescence.

Les oligo-éléments

COBALT, CUIVRE, FER, MAGNÉSIUM, MANGANÈSE.

■ Lorsqu'il y a une carence, ils peuvent être administrés sous forme de médicaments que vous pouvez choisir parmi : Granions® (ampoules buvables), Oligo-essentiels® (solution buva-

ble), Oligogranul® (granules à sucer), Oligosol® (ampoules perlinguales), Oligostim® (comprimés à sucer)...
- Exemple de prescription : une dose de cuivre-or-argent le matin, une dose de magnésium l'après-midi une semaine sur deux, une dose de manganèse-cobalt le matin, une dose de magnésium l'après-midi l'autre semaine, ceci pendant quatre à six semaines.
■ Vous pouvez également vous aider d'un magnésium plus dosé en recourant à des médicaments tels que Magnogène®, Mégamag®, Spasmag®... : la posologie moyenne est de deux ou trois gélules (ou doses) par jour.
■ Vous pouvez également faire une cure de Hydroxydase®, eau minérale naturelle riche en minéraux :
- Présentation : coffret cure de vingt flacons de vingt ml.
- Posologie : un flacon deux fois par jour pendant dix jours.

Les vitamines

La VITAMINE C, quasi indispensable ici.
■ En pharmacie : vous trouvez des suppléments de vitamine C sous plusieurs présentations et de nombreuses marques ; citons Laroscorbine, un comprimé = 500 mg, Vitamine C Arkovital®, une gélule = 250 mg...
■ Vous pouvez vous aider de Bérocca®, mélange des vitamines B1,B2, B3, B5, B6, B8, d'un gramme de vitamine C, de calcium et magnésium.
- Présentation : tube de dix comprimés effervescents.
- Posologie : un comprimé par jour.

Les vitamines du GROUPE B peuvent être associées, en particulier pour les fatigues d'origine nerveuse.
■ Exemple de prescription : Vitamine B1-B6 Roche® :
- Présentation : étui de vingt comprimés dont chacun contient 250 mg de B1, 35 mg de B6.
- Posologie : un comprimé par jour pendant 20 jours.

■ Vous pouvez également recourir à Lero Base® : mélange d'huile de poisson, de vitamines B, C et E, de magnésium et de zinc.
- Présentation : boîte de quarante-deux capsules.
- Posologie : une capsule par jour.

Les compléments naturels

La GELÉE ROYALE.
- Origine et composition : les vertus de ce précieux miel de luxe, sécrété par les jeunes abeilles ouvrières pendant leur seconde semaine de vie, sont connues depuis le XVIIe siècle. Cette gelée est dite «royale» car elle est destinée aux reines qui vivent ainsi beaucoup plus longtemps. Une extrapolation a été faite de l'abeille à l'homme, permettant alors d'espérer longévité et vitalité. Elle n'en reste pas moins un des aliments les plus riches en oligo-éléments et en vitamines du groupe B. Elle contient les trois vitamines antioxydantes (A, C et E) mais en faibles quantités, ainsi que de la vitamine D. Elle renferme également du calcium, du cuivre, du fer, du phosphore, du potassium... et des acides aminés essentiels.
- Propriétés : elle stimule l'immunité, permet de mieux lutter contre l'infection ; elle est conseillée pour les périodes de grande fatigue ou de convalescence ; elle est presque indispensable à la croissance des enfants et adolescents ; elle permet également de combattre le stress.
- Contre-indication : la gelée royale est composée de sucres rapides à index glycémique élevé, qui doivent inciter les diabétiques à une grande prudence : n'oubliez pas qu'une cuiller à soupe de miel apporte près de cent calories, de sucres «extraordinairement» rapides.
- Mode d'emploi : vous pouvez la trouver fraîche si vous avez la chance d'habiter à proximité d'un apiculteur : vous en prenez peu à chaque fois, car elle est très concentrée. Dans le cas contraire, vous achetez des ampoules scellées à l'abri de l'air car la gelée se dégrade facilement : vous prenez une ampoule au petit déjeuner pendant quelques jours, en cures discontinues séparées de quelques semaines.

- Attention : vous devez vous enquérir des conditions de récolte et de conservation pour profiter pleinement de ses qualités nutritives : elle est en effet très sensible à la chaleur et perd rapidement ses qualités à température ambiante. Il vous faut par conséquent la conserver impérativement au réfrigérateur.

■ Vous pouvez vous aider de Gintonal®, mélange de gelée royale et de ginseng :
- Présentation : boîte de quarante-deux capsules.
- Posologie : une capsule le matin.

Les GERMES DE BLÉ (voir plus haut).
Ils apportent deux fois plus de calcium, trois fois plus de magnésium et de phosphore, beaucoup plus de vitamines B et E, que le blé.
- Ils sont vendus en pharmacie et dans les rayons diététiques, sous forme de flocons à saupoudrer sur les salades, yaourts... Vous en prenez une ou deux cuillers à café par jour.

Le POLLEN.
- Composition : il contient de nombreuses substances minérales (cuivre, fer, magnésium, potassium, silicium...), des acides aminés (acide glutamique, méthionine...), les vitamines A, B, C et E. Il est également riche en S.O.D. (superoxyde dismutase) qui lutte contre la fabrication des radicaux libres (voir page 118).
- Propriétés : il est indispensable pour restaurer l'énergie mentale et musculaire, rétablir l'équilibre nerveux, combattre la déprime et la fatigue, améliorer la mémoire et les performances intellectuelles...
- Mode d'emploi : vous le trouvez en pharmacie ou dans les magasins diététiques, en capsules ou en vrac dans des bocaux : vous versez le soir au coucher une cuiller à café de pollen dans un demi-verre d'eau, vous couvrez, vous laissez reposer toute la nuit, vous absorbez le mélange le lendemain matin au petit déjeuner.

■ Vous pouvez vous aider de Pollergon® : extrait purifié de pollen.
- Présentation : boîte de quatorze sachets.
- Posologie : un sachet le matin avec un peu d'eau.

Vous pouvez privilégier la LUZERNE et l'AVOINE riches en minéraux, vitamines B et en acides aminés, très nutritives et dynamisantes : vous trouvez des flocons d'avoine partout.

Protocole de traitement naturel pour 15 jours
- Une dose de cuivre-or-argent le matin.
- Une dose de magnésium l'après-midi.
- Un gramme de vitamine C le matin.
- Un bol de flocons d'avoine le matin
- Une dose de gelée royale le matin.
- Des germes de blé à midi.

FATIGUE SEXUELLE

Nous pouvons affirmer sans trop de risques de nous tromper que chacun a eu, a, ou aura un «petit problème» à un moment donné de son existence : baisse ou perte de l'envie dans les deux sexes, érection qui s'essouffle en endurance ou en puissance, voire qui disparaît chez les messieurs. Les raisons en sont le plus souvent psychologiques (rôle fondamental du stress, des difficultés relationnelles dans le couple...) ou physiologiques (diminution de la sécrétion de l'hormone mâle).

Les oligo-éléments

COBALT, MANGANÈSE, SÉLÉNIUM, ZINC.

■ Ces différents oligo-éléments peuvent également être administrés sous forme de médicaments que vous pouvez choisir parmi : Granions® (ampoules buvables), Oligo-essentiels® (solution buvable), Oligogranul® (granules à sucer), Oligosol® (ampoules perlinguales), Oligostim® (comprimés à sucer)...
- Posologie : une dose de l'un ou de plusieurs de ces éléments, une à deux fois par jour pendant quelques semaines.

■ Vous pouvez également recourir à l'association cuivre-or-argent pour son action stimulante.
- Posologie : une dose deux fois par jour pendant quelques semaines.

■ Vous pouvez vous aider de Ergybiol® : mélange des principaux oligo-éléments.
- Présentation : flacon de 250 ml.
- Posologie : une cuiller à dessert dans un peu d'eau le matin.

Les vitamines

Les VITAMINES B, C et E.
■ Vous pouvez vous aider de Normalite® 1000, mélange de bêtacarotène, des vitamines B, C, E, d'oligo-éléments (calcium, magnésium, zinc), de ginseng...
- Présentation : boîte de trente gélules.
- Posologie : une gélule par jour.

Les compléments naturels

La GELÉE ROYALE, les GERMES DE BLÉ, le POLLEN (voir plus haut).

Mais aussi le GINSENG.
- Histoire : plante mythique, connue et vénérée depuis quatre mille ans, longtemps réservée en Chine à l'Empereur et aux grands seigneurs. La révolution culturelle assure la diffusion universelle de cette plante, partie intégrante de la médecine traditionnelle chinoise.
- Récolte : le ginseng croît en Extrême-Orient dans des régions montagneuses et boisées de la zone tempérée, sur des terrains riches et humides. Sa consommation intensive a quasiment fait disparaître la forme sauvage et rendu son prix inabordable. La presque totalité du ginseng consommé comme aliment ou utilisé par les laboratoires pharmaceutiques est donc cultivée, principalement en Chine et en Corée mais également en Russie, en Bulgarie et même aux États-Unis (plaines du Wisconsin). Les principes actifs sont concentrés dans la racine et les fines radicelles.
- Composition : elle est très complexe, seuls des tests sophistiqués de laboratoire permettent de reconnaître sa qualité et ainsi prévoir son efficacité. Le ginseng contient principalement des ginsénosides dont la concentration totale et les proportions relatives lui procurent à la fois son activité et sa spécificité. Il contient également des vitamines du groupe B, de la vitamine C, des éléments minéraux, des oligo-éléments, des acides aminés...
- Propriétés : le mot «gin-sen» peut se traduire par homme-racine, ce qui rend déjà compte de son importance quasi vitale. Le terme «panax» vient de panacée pour souligner son grand domaine d'action. Il est surtout réputé fortifiant, revitalisant, stimulant physique, dynamisant des réactions naturelles de défense, préconisé durant les phases de surmenage ou les périodes de convalescence. Il est très efficace pour lutter contre la fatigue physique et intellectuelle, fort prisé par les sportifs, d'autant qu'il permet une meilleure adaptation à l'effort et diminue les temps de récupération. Il est également considéré comme aphrodisiaque, mais c'est probablement son action contre la fatigue physique qui explique ses effets stimulants sur la libido.
- Attention : le ginseng est habituellement parfaitement toléré mais peut entraîner à fortes doses (au-dessus de 2 grammes de poudre) des signes d'agitation et de nervosité, des troubles du sommeil. Il peut également être responsable d'hypertension artérielle avec vertiges et maux de tête, voire déclencher des réactions allergiques.
- Mode d'emploi : seul le ginseng coréen, Panax Meyer, est autorisé en France. Les racines sont achetées par les industriels pour fabriquer les médicaments préparés sous de nombreuses présentations : poudre, comprimés, gélules, liquides...
■ Vous pouvez faire préparer par votre pharmacien un flacon de 30 ml d'une teinture-mère (T.M.) de ginseng, dont vous prenez quarante gouttes dans un peu d'eau le matin.
Cette présentation, à condition d'être prescrite par un médecin, est remboursée par la sécurité sociale.
■ Vous pouvez également recourir à une spécialité plus concentrée Gérimax® Tonique :
- Présentation : flacon de 250 ml de solution buvable.
- Posologie : une cuiller-mesure dans un peu d'eau le matin.

■ Vous pouvez également vous aider d'arginine, acide aminé constitutif des protéines, qui stimule la reproduction... ce qui n'est pas strictement le but recherché, mais favorise également l'afflux de sang vers l'organe concerné..., ce qui est mieux, Arginine Veyron® :
- Présentation : boîte de vingt ampoules de cinq ml de solution buvable.
- Posologie : une ou deux ampoules par jour pendant quelques jours.

Protocole de traitement naturel pour 15 jours

- Une dose de cuivre-or-argent le matin.
- Une dose de zinc-cuivre l'après-midi une semaine sur deux.
- Une dose de manganèse-cobalt le matin.
- Une dose de sélénium l'autre semaine.
- Deux agrumes différents chaque jour.
- Trois légumes verts différents chaque jour.
- De la gelée royale, du pollen le matin.
- Des germes de blé à midi.

TROUBLES DE LA MÉMOIRE

Le manque d'attention, les oublis des objets, des noms... sont souvent considérés avec amusement par les témoins, mais mal vécus et parfois fort gênants par ceux qui en sont les victimes : ils apparaissent et s'aggravent habituellement avec l'âge, concernent surtout les événements récents alors que les souvenirs d'enfance sont en règle générale préservés. Ils font toujours craindre la maladie d'Alzheimer fréquemment évoquée mais relativement rare.

Les oligo-éléments

Principalement le PHOSPHORE.

■ Il existe en pharmacie sous plusieurs formes et présentations : Oligo-essentiels® (gouttes buvables), Oligogranul® (granules à sucer), Oligosol® (ampoules perlinguales), Oligostim® (comprimés à sucer)...
- Posologie : une dose de l'un de ces produits, une à deux fois par jour.

Mais aussi le SÉLÉNIUM.

■ Vous pouvez vous aider de Sélénium ACE® :
- Composition : sélénium (75 mcg par capsule), vitamines A, C et E.
- Présentation : boîte de trente comprimés.
- Posologie : un comprimé par jour pendant un mois.

Et le ZINC.

■ Vous pouvez vous aider de Bio-Zinc® :
- Présentation : flacon de soixante capsules, dont chacune apporte cinq mg de zinc, les vitamines A et B6.
- Posologie : une capsule par jour.

Les vitamines

Les VITAMINES B6 et E.

Vous pouvez les apporter sous forme de médicaments en vous aidant de :

■ Bécilan® :
- Présentation : étui de quarante comprimés, dont chacun contient 250 mg de vitamine B6.
- Posologie : un comprimé par jour.

■ Ephynal® :
- Présentation : étuis de vingt comprimés dont chacun contient cent U.I. de vitamine E.
- Posologie : un comprimé par jour.

■ Vous pouvez également recourir à Oligoforme mémoire®, préparation microdosée de levure de bière, lécithine de soja... et d'oligo-éléments.
- Présentation : boîte de quarante comprimés.
- Posologie : un comprimé deux fois par jour pendant trois semaines.

Conseils hygiéno-diététiques

- Arrêtez le café et l'alcool.
- Consommez régulièrement du poisson.
- Prenez de l'huile de germes de blé ou de tournesol.
- Recherchez les aliments riches en lécithine : jaune d'œuf coulant, noix, soja.

Les compléments naturels

La LEVURE DE BIÈRE, la LÉCITHINE (voir plus haut pour un développement plus complet).

Par sa richesse en phosphore et en acides aminés, elle facilite le développement du système nerveux et possède un rôle régulateur des nombreux troubles dont il peut être responsable. Elle est neurosédative, favorise la mémoire, aide à la concentration, facilite le sommeil.

■ Vous la trouvez en pharmacie et dans les magasins d'aliments naturels, le plus souvent extraite du soja ; vous en prenez une cuiller à café deux fois par jour.

Protocole de traitement naturel pour 15 jours
- Une dose de phosphore le matin.
- Une dose de sélénium à midi.
- Une dose de levure de bière matin et soir.
- Une dose de lécithine de soja à midi.

PROBLÈMES DE PEAU

La peau peut être considérée comme un organe à part entière : elle est bien souvent le reflet fidèle de notre état général, belle lorsque nous sommes en bonne santé, plus tourmentée lorsque nous allons moins bien. Les cheveux, situés anatomiquement dans le prolongement du cerveau, sont eux aussi tributaires de l'humeur, éclatants lorsque nous sommes en pleine forme, plus ternes lorsque nous sommes moroses. Les problèmes de peau et de phanères sont régulièrement dus à un état de fatigue, une déprime, une mauvaise alimentation..., plus rarement à une cause médicale (anémie, endocrinienne) qui doit impérativement être recherchée.

Les oligo-éléments

CUIVRE, SÉLÉNIUM, ZINC.

■ Vous pouvez également les apporter sous forme de médicaments : Granions®, Microsol® (ampoules buvables), Oligogranul® (granules à sucer), Oligosol® (ampoules perlinguales), Oligostim® (comprimés à sucer)...

- Posologie : une ampoule ou quatre granules de l'un de ces trois produits, une ou deux fois par jour, pendant quelques semaines.

■ Vous pouvez vous aider de Procutane®, mélange d'huile de poisson, de bêtacarotène, de vitamines du groupe B, de vitamine E, de sélénium, de zinc :
- Présentation : boîte de trente capsules.
- Posologie : une capsule par jour.

Le MAGNÉSIUM est utile dans les troubles cutanés liés à des problèmes psycho-affectifs :

■ Le «magnésium-médicament» se présente sous forme de nombreux sels aux propriétés et à la tolérance légèrement différentes :
- Aspartate : Mégamag®.
- Carbonate : Mag® 2.
- Chlorure : Granions® Magnogène®.
- Chlorure et bromure : Delbiase®.
- Citrate et lactate : Oromag®.
- Gluconate : Oligogranul®, Oligosol®, Oligostim®.
- Lactate : Magné-B6®, Magnésium Glycocolle Lafarge®, Magnéspasmyl®, Ionimag®.
- Oxyde : Magnosol®.
- Pidolate : Mag® 2, Microsol®, Oligo-essentiels®, Solumag®.
- Sulfate : Spasmag®.
- Magnésium homéopathique : Biomag®

Si un des médicaments choisis ne vous donne pas satisfaction ou n'est pas parfaitement toléré, vous choisissez un produit issu d'un autre groupe, en ajustant bien la posologie.

Les vitamines

PRINCIPALEMENT A, B, C et E : la vitamine A préserve l'élasticité de la peau, favorise la cicatrisation, aide l'épiderme à résister aux infections ; les vitamines du groupe B jouent un rôle majeur dans la santé de la peau, la lutte contre la séborrhée et les points noirs ; la vitamine C a des vertus anti-infectieuses ; la vitamine E accélère les processus de cicatrisation et prévient le vieillissement de la peau.

■ Vous pouvez vous aider de Bioptimum peau® qui contient huile de bourrache, zinc, bêtacarotène, vitamine E...
- Présentation : boîte de quatre-vingts comprimés.
- Posologie : deux comprimés par jour pendant quelques semaines.

Conseils hygiéno-diététiques

- Limitez le sucre sous toutes ses formes.
- Éliminez le lait et les laitages «entiers».
- Évitez les charcuteries, les plats cuisinés.
- N'abusez pas des conserves, voire évitez-les.
- Mangez des fruits, des légumes, des céréales ++.

- Veillez à votre ration quotidienne d'huile d'olive ou de bourrache.

Les compléments naturels

La BOURRACHE.

Cette plante herbacée annuelle originaire du bassin méditerranéen est très présente dans le Maghreb et le sud de l'Espagne.

- Propriétés : elle possède une action essentielle contre la plupart des problèmes cutanés : elle protège aussi bien des effets du soleil que des outrages du temps, elle évite le dessèchement de la peau, la rend plus souple et résistante, améliore la qualité des ongles et des cheveux. Elle agit également contre les problèmes infectieux des voies respiratoires en calmant la toux et en diminuant l'irritation des bronches grâce à une activité anti-inflammatoire et à la présence de vitamine C dans ses jeunes feuilles. Elle est intéressante enfin chez la femme pour son activité phytohormonale, telle une progestérone naturelle, ce qui lui permet de traiter aussi bien le syndrome prémenstruel que certains symptômes gênants inhérents à la ménopause.

- Mode d'emploi : l'huile, extraite par première pression à froid de la graine, utilisée en thérapeutique, se présente le plus souvent sous forme de capsules que vous vous procurez en pharmacie.

Pour un usage oral : une capsule deux fois par jour pendant quelques jours contre les problèmes cutanés, infectieux ou gynécologiques.

Pour un usage local : une capsule ouverte et appliquée sur la peau aide à traiter l'eczéma et certaines affections dermatologiques pruriantes.

- L'infusion de fleurs (dix grammes pour un quart de litre d'eau) peut être utilisée contre les problèmes cutanés, et infectieux respiratoires ou généraux.

La LEVURE DE BIÈRE (voir plus haut).

Elle est un complément alimentaire riche en vitamines du groupe B et en minéraux, intéressante pour améliorer l'état de la peau.

■ Vous la trouvez dans les magasins diététiques et en pharmacie sous forme de comprimés, capsules, paillettes... Vous en prenez une mesure-dose trois fois par jour.

■ Vous pouvez l'apporter sous forme microdosée en recourant à Microlev® :

- Présentation : boîte de soixante comprimés sous blister.
- Posologie : un comprimé matin et soir.

Protocole de traitement naturel pour 15 jours

- Une dose de sélénium le matin.
- Une dose de zinc l'après-midi.
- Une dose de magnésium le soir.
- Un apport indispensable en bourrache.
- Une dose de levure de bière deux fois par jour.

LES CHEVEUX

Les oligo-éléments

SILICIUM, SOUFRE.

■ Les apports de ces oligo-éléments se font habituellement par l'alimentation qui doit être variée et de qualité. Lorsqu'il y a une carence ou une subcarence, plus fréquente pour le premier que le second, ils peuvent être administrés sous forme de médicaments : le soufre existe sous de nombreuses formes, vous pouvez utiliser les ampoules Oligosol® ou la solution buvable Oligo-essentiels® (une ampoule des premières, une dose des secondes, une fois par jour pendant quelques semaines), la silice peut être apportée par Dissolvurol® :

- Présentation : flacon de quarante-cinq ml de solution buvable.
- Posologie : trente gouttes dans un peu d'eau, deux fois par jour pendant quelques semaines.

Les vitamines

Principalement B5 et B8.

■ Vous pouvez vous aider de l'association Bépanthène (vitamine B5) :

- Présentation : étuis de vingt ou soixante comprimés.
- Posologie : trois comprimés par jour pendant deux mois.

■ Biotine (vitamine B8) :
- Présentation : étuis de vingt ou soixante comprimés.
- Posologie : trois comprimés par jour pendant deux mois.
■ Il n'y a aucun intérêt particulier à proposer ces deux vitamines en injections intra-musculaires, ça ne marche pas mieux...

Les acides aminés

Les ACIDES AMINÉS SOUFRÉS freinent le développement de la calvitie et donnent des cheveux plus beaux.
■ Vous pouvez vous aider de Forcapil® :
- Composition : acides aminés soufrés (cystine, méthionine), vitamines du groupe B, zinc...
- Présentation : boîte de soixante gélules.
- Posologie : deux gélules deux fois par jour pendant quelques semaines.

LES ONGLES

Les acides aminés

Les ACIDES AMINÉS SOUFRÉS améliorent la qualité de l'ongle et sa repousse, la cystine fait partie de la composition de plusieurs médicaments du commerce :
■ Cystine B6® :
- Composition : association de 500 mg de cystine et de 50 mg de vitamine B6 par comprimé.
- Présentation : boîte de vingt comprimés.
- Posologie : deux comprimés deux fois par jour pendant quelques semaines.
Attention : vous devez éviter l'alcool, le tabac, les graisses cuites et fritures, car ils sont préjudiciables à la bonne santé de la peau, des cheveux, des ongles.

RENFORCER L'IMMUNITÉ

Les vitamines et oligo-éléments représentent actuellement le moyen le plus efficace de s'opposer à un épisode viral puisque les antibiotiques pourtant très largement prescrits n'agissent que contre les bactéries : il est donc de la plus extrême importance de bien savoir les utiliser pour renforcer le terrain, prévenir les récidives, diminuer la gravité ou l'intensité des éventuels épisodes.

Les oligo-éléments

CUIVRE essentiellement, mais aussi MAGNÉSIUM et ZINC.
■ Ces différents éléments peuvent être administrés sous forme de médicaments que vous pouvez choisir parmi : Granions® (ampoules buvables), Oligo-essentiels® (solution buvable), Oligogranul® (granules à sucer), Oligosol® (ampoules perlinguales), Oligostim® (comprimés à sucer)...
- Posologie : une dose de l'un ou de plusieurs de ces éléments, une ou deux fois par jour pendant quelques semaines.
■ Vous pouvez vous aider de cuivre-or-argent pour l'action stimulante de cette triple association :
- Posologie : une dose deux fois par jour pendant quelques semaines.
■ Vous pouvez également recourir à Oligocéan® :
- Composition : poudre lyophilisée d'huître, de coque, de bernique, riche en trente-quatre oligo-éléments.
- Présentation : boîte de soixante gélules sous blister.
- Posologie : deux gélules par jour (dose-adulte), une gélule par jour (dose-enfant).

La vitamine de l'immunité

La VITAMINE C naturellement.
■ Quelques médicaments à base de vitamine C :
Laroscorbine : un comprimé = 500 mg.
Vitamine C Arkovital : une gélule = 250 mg.
Vitamine C Upsa 1000 : un comprimé effervescent = 1 gramme.
■ Vous pouvez vous aider de Oligoforce®, mélange de bêtacarotène, de vitamines C et E, de zinc et de sélénium...
- Présentation : boîte de soixante gélules.
- Posologie : une gélule le matin et à midi.

Conseils hygiéno-diététiques

La modification provisoire des habitudes alimentaires doit être systématique lors des épisodes infectieux :

- Réduisez l'apport des graisses et des laitages.
- Consommez de l'ail et de l'oignon.
- Privilégiez les condiments (thym, cannelle, menthe, origan), connus pour leur action anti-infectieuse.

Les compléments naturels

La GELÉE ROYALE (voir plus haut).

Elle stimule l'immunité, permet de mieux lutter contre l'infection.

- Mode d'emploi : vous pouvez la trouver fraîche si vous avez la chance d'habiter à proximité d'un apiculteur : vous en prenez peu à chaque fois, car elle est très concentrée. Dans le cas contraire, vous achetez des ampoules scellées à l'abri de l'air car la gelée se dégrade facilement : vous prenez une ampoule au petit déjeuner pendant quelques jours, en cures discontinues séparées de quelques semaines.

■ Vous pouvez vous aider de Pollen royal Ido®, préparation alimentaire de pollen, propolis et gelée royale dilués.

- Présentation : flacon de cent vingt comprimés.
- Posologie : un comprimé, trois fois par jour.

Le GINSENG (voir plus haut).

Il est surtout réputé fortifiant, revitalisant, stimulant physique, dynamisant des réactions naturelles de défense, préconisé durant les phases de surmenage ou les périodes de convalescence. Il est très efficace pour lutter contre la fatigue physique et intellectuelle, fort prisé par les sportifs, d'autant qu'il permet une meilleure adaptation à l'effort et diminue les temps de récupération.

- Mode d'emploi : vous pouvez faire préparer par votre pharmacien un flacon de 30 ml d'une teinture-mère (T.M.) de ginseng, dont vous prenez quarante gouttes dans un peu d'eau le matin.

■ Vous pouvez également recourir à une spécialité plus concentrée, Gérimax® Tonique :

- Présentation : flacon de 250 ml de solution buvable.
- Posologie : une cuiller-mesure dans un peu d'eau.

Le VINAIGRE DE CIDRE DE POMMES.

- Propriétés : ses vertus ont été découvertes par un vétérinaire américain qui avait constaté que les pommes pourries qu'il ajoutait à l'alimentation de son bétail le protégeait des infections hivernales.
- Mode d'emploi : vous ajoutez dans un demi-verre d'eau une demi-cuiller à café de vinaigre naturel (dont on aperçoit la mère) que vous buvez avant le déjeuner ; vous veillez à l'apport régulier de calcium pour éviter une déminéralisation.

Protocole de traitement naturel pour 15 jours

- Un gramme de vitamine C le matin.
- Une dose deux fois par jour de cuivre-or-argent.
- Une dose de magnésium matin et soir.
- Quelques gouttes de vinaigre de cidre, de la gelée royale le matin.
- Une dose de ginseng dans la matinée.
- Des mesures alimentaires.

ARTHROSE

Elle touche de façon inéluctable presque tout le monde, puisque le vieillissement, en remaniant l'os et en aplatissant le cartilage des articulations, est responsable de son apparition : le «dérouillage» pénible est très caractéristique avec ses douleurs au réveil, qui ont tendance à s'estomper progressivement avec l'échauffement, puis à réapparaître à la fatigue en fin de journée. Les oligo-éléments jouent ici un rôle fondamental, d'autant qu'aucun autre traitement n'a pour le moment fait la preuve d'une efficacité véritablement supérieure.

Les oligo-éléments

COBALT, MANGANÈSE, SOUFRE.

■ Ces trois éléments peuvent être administrés sous forme de médicaments à choisir parmi : Oligogranul® (granules à sucer), Oligosol® (ampoules perlinguales), Oligostim® (comprimés à sucer)...

- Posologie : une dose de l'un ou de plusieurs de ces éléments, une à deux fois par jour pendant quelques semaines.

■ Vous pouvez vous aider de Rhu Lero® :
- Composition : huile de poisson, vtamines B, C et E, oligo-éléments (calcium, cuivre, manganèse, sélénium, zinc.
- Présentation : boîte de trente capsules.
- Posologie : une capsule par jour pendant un mois.

Les vitamines

Principalement du GROUPE B.

■ Vous pouvez vous aider de Bécozyme® :
- Présentation : étui de vingt comprimés dont chacun contient 15 mg de B1, 15 mg de B2, 50 mg de B3, 25 mg de B5, 10 mg de B6.
- Posologie : un comprimé par jour.

Conseils hygiéno-diététiques

- Supprimez provisoirement les laitages lors d'un épisode aigu.
- Ne mangez de la viande que deux fois par semaine, préférez les volailles (canard).
- Privilégiez les poissons gras (hareng, maquereau, sardine, saumon, thon).
- Supprimez les acides gras saturés (beurre, charcuterie, margarine, graisses végétales, fritures).
- Prenez des aliments riches en soufre : ail, asperge, chou, fruits de mer, haricot, œuf, oignon, poireau...

Les compléments naturels

La LEVURE DE BIÈRE (voir plus haut pour un développement plus complet).

Elle est un complément alimentaire riche en vitamines du groupe B et en minéraux, par conséquent intéressante dans l'arthrose.

-Vous la trouvez dans les magasins diététiques et en pharmacie sous forme de comprimés, capsules, paillettes... Vous en prenez une mesure-dose trois fois par jour.

L'ONAGRE.

- Propriétés : surtout utilisée en gynécologie pour la prise en charge du syndrome prémenstruel (déprime, irritabilité, tensions mammaires, douleurs abdominales, rétention d'eau, maux de tête...) ou des troubles inhérents à la ménopause (bouffées de chaleur, problèmes de peau, troubles de l'humeur), elle est pourtant fort intéressante en rhumatologie pour son action anti-inflammatoire.
- Mode d'emploi : l'huile, extraite par première pression à froid de la graine, se présente le plus souvent sous forme de capsules vendues en pharmacie. Chacune d'elles contient entre 400 et 600 mg d'huile.

Pour l'usage interne : une capsule deux fois par jour pendant quelques semaines.

Pour un usage local : elle sert parfois en cataplasmes à calmer certaines douleurs rhumatismales.

■ Vous pouvez vous aider de Bioléine® : mélange d'huile d'onagre vierge et de vitamine E.
- Présentation : boîte de cinquante capsules.
- Posologie : une capsule deux fois par jour pendant quelques semaines.

■ L'huile de saumon, riche en acides gras oméga-3 (voir page 122), efficace sur toutes les manifestations inflammatoires, peut parfaitement être proposée contre l'arthrite et les tendinites.

■ Vous pouvez vous aider de Normalite osseux® : mélange d'huiles de poisson, de vitamine E, de calcium, de reine-des-prés.
- Présentation : boîte de trente capsules.
- Posologie : une capsule par jour.

■ Les jus ce cassis, cerise, fraise, tomate possèdent également des propriétés anti-rhumatismales.

Protocole de traitement naturel pour 15 jours

- Une dose de manganèse-cobalt le matin.
- Une dose de soufre l'après-midi.
- Vous suplémentez en levure de bière deux fois par jour.
- Vous prenez de l'onagre ou des huiles de poissons gras deux fois par jour.

OSTÉOPOROSE

Cette affection entraîne une diminution de la masse osseuse avec décalcification, responsable d'une fragilité osseuse à l'origine de nombreuses fractures, principalement chez les femmes ménopausées.

L'oligo-élément de l'os

Le CALCIUM.

■ Vous pouvez vous aider d'un calcium homéopathique : Sels calcaires Weleda® :
- Présentation : étui de deux boîtes de cinquante grammes de poudre orale.
- Posologie : un quart de cuiller à café matin et soir.

■ Ou de quelques spécialités à base de calcium plus dosé :

Cacit® 500, Cacit® 1000 : un comprimé = 500 mg ou 1 gramme de calcium.
Calciforte® : une ampoule = 500 mg de calcium.
Efical® 500 ou 1000 : un sachet = 500 mg ou 1 gramme de calcium.
Ossopan® : un comprimé apporte 129 mg de calcium.

La vitamine de l'ostéoporose

La VITAMINE D qui permet de fixer le calcium alimentaire.

■ Vous pouvez vous aider de Lactomorrhuol®, qui contient de l'huile de foie de morue.
- Présentation : flacon de cent grammes de poudre orale.
- Posologie : deux doses-mesures par jour, dans un peu d'eau.

■ Vous pouvez vous aider de Dédrogyl® , qui apporte 200 U.I. par goutte.
- Présentation : flacon de dix ml de solution buvable.
- Posologie en prévention : cinq à dix gouttes par jour.

La double carence CALCIUM-VITAMINE D, qui fragilise l'os, est très fréquente sous nos climats, en raison des habitudes alimentaires et du peu d'ensoleillement ; vous pouvez vous aider d'une association des deux en recourant par exemple à Cacit®-vitamine D3 : un sachet par jour apporte 1 gramme de calcium et 880 U.I. de vitamine D3.

Conseils hygiéno-diététiques

- Un apport alimentaire suffisant de calcium dès l'enfance, la prise quotidienne de calcium et de vitamine D par les personnes âgées.
- La pratique régulière d'une activité sportive régulière mais modérée de trois fois trente minutes par semaine.
- L'arrêt du tabac et de l'alcool.
- Une exposition solaire «raisonnable».

L'aliment naturel de l'ostéoporose

Le LAIT et les laitages, mais écrémés.

Le lait ne peut prétendre faire partie des aliments-santé et ne figure d'ailleurs pas dans le régime crétois. L'homme est le seul «animal», avec le chat, à continuer à boire du lait après avoir été sevré. Cet aliment indispensable à la croissance de l'enfant gagne à être consommé écrémé, puis à être remplacé chez l'adulte par des fromages et des yaourts maigres. Les laitages sont une source modeste de magnésium et d'oligo-éléments, apportent surtout de la vitamine A, un peu des vitamines D et E. Ils sont riches en vitamines B1, B2, B5, B12, contiennent beaucoup de calcium. Ils sont des aliments surtout essentiels pour l'enfant.

Protocole de traitement naturel pour 15 jours

- Une dose de calcium et de vitamine D chaque jour, MAIS prendre rapidement l'avis du médecin.

CRAMPES

Cette sensation douloureuse de durcissement involontaire d'un muscle survient le plus souvent aux membres inférieurs, dure en règle générale quelques secondes, parfois plus, laisse persister une sensibilité à l'endroit atteint, a tendance à se répéter plus ou moins fréquemment, est améliorée en étirant le ou les muscles concernés. Sa cause n'est pas parfaitement connue, mais l'hydratation et l'apport des minéraux jouent un rôle important.

Les oligo-éléments

Le CUIVRE en premier lieu, mais CALCIUM, COBALT, MAGNÉSIUM, MANGANÈSE, POTASSIUM interviennent également.

Exemple de prescription

- Une dose de manganèse-cobalt le matin, une dose de manganèse-cuivre l'après-midi et le soir pendant quinze jours, en association avec une cure de magnésium.

■ Vous pouvez vous aider de Décramp® pour les crampes du quotidien :
- Composition : mélange de cuivre, magnésium, potassium et Arnica.
- Présentation : boîte de quarante comprimés.
- Posologie : un comprimé à sucer deux fois par jour pendant quelques jours.

■ Vous pouvez également recourir à Sporténine® pour les crampes liées à l'activité sportive :
- Présentation : boîte de vingt-deux tablettes.
- Posologie : une tablette à sucer avant et après l'effort.

Les vitamines

Principalement du GROUPE B.

■ Vous pouvez vous aider de Bérocca®, mélange de vitamines B1,B2, B3, B5, B6, B8, et C, de calcium et de magnésium.
- Présentation : tube de dix comprimés effervescents.
- Posologie : un comprimé le matin.

Le complément naturel

La LEVURE DE BIÈRE (voir plus haut).

Elle est un complément alimentaire riche en vitamines du groupe B et en minéraux (potassium), par conséquent intéressante dans la prévention et le traitement des crampes.

- Vous la trouvez dans les magasins diététiques et en pharmacie sous forme de comprimés, capsules, paillettes... Vous en prenez une mesure-dose trois fois par jour.

De l'eau contre les crampes

Elle est non seulement absolument indispensable mais doit être apportée en quantités suffisantes, surtout s'il y a eu un effort important : la phase de récupération sportive doit toujours se faire avec une eau bicarbonatée type Vichy ou Badoit ou riche en magnésium comme Hépar, Quézac ou Contrex.

Protocole de traitement naturel pour 15 jours

- Une dose de magnésium matin et soir.
- Une dose de cuivre par jour.
- Un litre d'Hépar par jour.
- Une dose de levure de bière deux fois par jour.

TROUBLES CIRCULATOIRES

Mal aux jambes, lourdeurs, tensions désagréables avec impatiences, brûlures, fourmillements, varices, gonflement en fin de journée surtout à la chaleur, impossibilité d'enfiler ses chaussures ou de les supporter, crampes la nuit..., telles sont quelques-unes des manifestations circulatoires les plus fréquentes de cette affection extraordinairement répandue puisqu'elle touche le tiers de la population, avec une nette prédilection pour le sexe féminin (trois femmes pour un homme).

Les oligo-éléments

Surtout COBALT et MANGANÈSE.

■ Ces différents éléments peuvent être administrés sous forme de médicaments que vous pouvez choisir parmi : Oligogranul® (granules à sucer), Oligosol® (ampoules perlinguales), Oligostim® (comprimés à sucer)...
- Posologie : une dose de l'un de ces médicaments, une à deux fois par jour pendant quelques semaines.

Mais aussi SÉLÉNIUM.

■ Vous pouvez vous aider de Sélénium ACE® :
- Composition : 75 mcg de Sélénium par comprimé et vitamines A, C, E.
- Présentation : boîte de trente comprimés.
- Posologie : un comprimé par jour.

Et peut-être le CHROME.

■ Vous pouvez l'apporter sous forme de Oligo-essentiels® :
- Présentation : flacon de quarante-cinq ml

de solution buvable, dont un ml apporte dix mcg de chrome.

- Posologie : un ml par jour dans un peu d'eau.

Un régime supplémenté en chrome protège de l'athérosclérose et diminue sensiblement le poids... du lapin de laboratoire.

Les vitamines des troubles circulatoires

B6, B9, B12, C, E.

■ Vous pouvez vous aider de Isoxan® qui contient ces différentes vitamines.

- Présentation : boîte de quatre-vingts comprimés.
- Posologie : un comprimé deux fois par jour.

Les compléments naturels

La LÉCITHINE (voir plus haut).

Certains scientifiques pensent qu'il est meilleur pour la santé cardio-vasculaire d'augmenter les apports des aliments riches en lécithine, plutôt que de diminuer ou de supprimer ceux qui contiennent beaucoup de cholestérol.

- Mode d'emploi : vous la trouvez en pharmacie et dans les magasins d'aliments naturels, le plus souvent extraite du soja ; vous en prenez une cuiller à café deux fois par jour.

Les FLAVONOÏDES.

- Vous les trouvez surtout dans les agrumes (citron, orange, pamplemousse), la cerise, la myrtille, le raisin, le thé, le vin rouge.

Les travaux sur les radicaux libres ont relancé l'intérêt pour cette classe de substances aux propriétés antioxydantes plus puissantes que les vitamines, qui agissent en facilitant la circulation et en empêchant le dépôt de graisses dans les vaisseaux. Des apports quotidiens de 30 mg de flavonoïdes réduisent de façon semble-t-il significative les risques de mortalité cardio-vasculaire.

- Les poissons gras, riches en acides gras polyinsaturés de type oméga-3, sont particulièrement bénéfiques pour le système cardio-vasculaire : vous pouvez choisir entre anguille, flétan, hareng, maquereau, sardine, saumon, thon, truite... que vous devez manger deux à trois fois par semaine.

- Les acides gras des poissons gras et de certaines huiles (arachide, colza, maïs, noix, pépins de raisins, soja+, tournesol++) protègent le cœur et améliorent la circulation, en fluidifiant le sang, en empêchant les graisses de se déposer sur les parois des vaisseaux.

Conseils hygiéno-diététiques

Le régime crétois est actuellement la référence absolue en matière de santé cardio-vasculaire. Il repose sur des habitudes alimentaires traditionnelles saines et équilibrées. Il est bien accepté par le public car il est agréable, compatible avec une vie familiale et professionnelle, sans excès mais sans restrictions, et enfin peu onéreux. Il est d'ailleurs plus une façon de s'alimenter et de vivre qu'un véritable régime.

- Il est composé de céréales, de fruits et de légumes, d'huile d'olive, de pâtes. Celles-ci constituent le pivot central du régime, le plat principal de nombre de repas. Elles apportent des sucres lents et sont le plus souvent accompagnées d'ail, d'oignons, d'aromates, d'épices et de tomates, tous aliments-santé.
- Les légumes secs ou verts, les fruits sont présents à chaque repas. Quelques noix et amandes sont ajoutées très régulièrement.
- Le pourpier est consommé fréquemment.
- L'apport en graisses est réalisé de façon quasi exclusive grâce à l'huile d'olive : pas de beurre, pas de crème, pas de lait. Le fromage (fêta) est par contre présent de façon régulière.
- Les protéines sont apportées par les volailles, le poisson ou parfois des œufs. La viande rouge (bœuf, mouton, porc...) reste exceptionnelle.
- Il ne contient pas de sucreries.
- Le vin est consommé de façon régulière, mais modérée.

Protocole de traitement naturel pour 15 jours

- Une dose de manganèse-cobalt le matin.
- Une dose de sélénium à midi.
- De la vitamine C.
- Un régime type «crétois».
- Une dose de lécithine de soja une fois par jour.

PROBLÈMES DIGESTIFS

Ils représentent à la fois un motif fréquent de consultation et un volet important de l'automédication puisque l'appareil digestif est, juste après le dos, le lieu privilégié d'expression des troubles psychosomatiques. Ils sont extrêmement variés, associant gonflements, pesanteurs, somnolence après les repas, brûlures d'estomac, renvois vers le haut, gaz vers le bas, lenteurs de digestion, souvent des spasmes douloureux... Ils sont le plus souvent liés au stress qui est responsable d'un blocage réflexe des nerfs du tube digestif, avec pour effet un ralentissement de la progression des aliments. Ces manifestations très inconfortables sont en règle générale peu graves mais elles gâchent la vie de très nombreux(ses) patient(e)s.

Les oligo-éléments

Principalement le MAGNÉSIUM.

■ Vous pouvez bien entendu l'administrer sous forme de médicaments à choisir parmi : Granions® (ampoules buvables), Oligo-essentiels® (solution buvable), Oligogranul® (granules à sucer), Oligosol® (ampoules perlinguales), Oligostim® (comprimés à sucer)...

- Posologie : une dose de l'un de ces médicaments, une ou deux fois par jour, pendant quelques semaines.

COBALT et MANGANÈSE chez les spasmés.

■ Ces deux éléments peuvent être administrés sous forme de médicaments choisis parmi : Oligogranul® (granules à sucer), Oligosol® (ampoules perlinguales), Oligostim® (comprimés à sucer)...

- Posologie : une dose de l'un ou plusieurs de ces éléments, une à deux fois par jour, pendant quelques semaines.

■ Vous pouvez vous aider de Stimuplexe®, mélange de cobalt, cuivre, manganèse, zinc :

- Présentation : flacon de trente ml de gouttes buvables.
- Posologie : vingt-cinq gouttes deux fois par jour, dans un peu d'eau.

NICKEL et ZINC chez ceux qui souffrent de difficultés de digestion (dyspeptiques).

■ Le nickel existe sous plusieurs formes mais seulement en association avec zinc et cobalt dans Microsol® (flacons unidoses buvables), Oligo-essentiels® (solution buvable), Oligogranul® (granules à sucer), Oligosol® (ampoules perlinguales), Oligostim® (comprimés à sucer)...

- Posologie : une dose de l'un de ces produits, une ou deux fois par jour, pendant quelques jours.

Les vitamines

Principalement du GROUPE B.

■ Vous pouvez vous aider de B Chabre®, mélange des vitamines B1, B2, B3, B5, B6.

- Présentation : boîte de trente comprimés.
- Posologie : un comprimé par jour pendant quinze jours (réservé à l'adulte).

Conseils hygiéno-diététiques

- Mangez en position assise, dans le calme, en mâchant longuement vos aliments.
- Ne buvez pas pendant les repas.
- Supprimez les aliments acides, les épices, les boissons gazeuses.
- N'abusez pas des charcuteries.
- Évitez les pâtisseries industrielles.
- Freinez sur alcool et tabac.

■ Évitez les aliments qui favorisent les gaz :

- parmi les légumes : aubergine, carotte, céleri, chou, haricot blanc, oignon, pomme de terre...
- parmi les fruits : abricot, agrumes, banane, jus de pomme, prune, raisin, pomme, raisin sec...
- la mie de pain frais.
- les boissons gazeuses.

Les aliments naturels

- L'eau citronnée favorise la digestion.
- Une pomme râpée, deux fois par jour, constitue un traitement efficace des épisodes de diarrhée.
- Un jus de pomme de terre ou de chou est un traitement adjuvant intéressant des gastrites et ulcères.
- Le jus de pamplemousse, le pissenlit, la chicorée sont de bons stimulants vésiculaires.

Protocole de traitement naturel pour 15 jours

- Une dose de magnésium matin et soir.
- Une dose de zinc-nickel-cobalt à midi.
- Les conseils hygiéno-diététiques.

PROBLÈMES DE POIDS

La gélule, pilule, plante pour (re)devenir mince, ferme, musclé(e) sans se priver n'existe pas encore, pas plus que n'a été inventée la «solution miracle» qui ferait disparaître de façon définitive les bourrelets disgracieux sur le ventre, les fesses ou les cuisses : il faut du bon sens, de la douceur, un régime sain et équilibré, quelques médicaments non agressifs, des vitamines et minéraux pour réussir à long terme la perte de poids et sa stabilisation, éviter le phénomène du yoyo particulièrement décourageant mais de plus en plus inéluctable au fil des tentatives successives.

Les oligo-éléments

CHROME, COBALT, MANGANÈSE, ZINC peuvent être utiles pour réguler les métabolisme du sucre et des graisses et la rétention d'eau.

■ Lorsqu'il y a une carence, ils peuvent être administrés sous forme de médicaments. Exemple de prescription :

- Une dose de zinc-nickel-cobalt le matin, une dose de chrome l'après-midi pendant un mois... mais en complément du régime, pas à la place !

L'IODE s'il existe un dérèglement thyroïdien, mais cet élément est réservé à la prescription médicale.

■ Vous pouvez vous aider de Oligostim® zinc-nickel-cobalt :

- Présentation : boîte de quarante comprimés sublinguaux.
- Posologie : un comprimé à laisser fondre sous la langue, à jeun ou à distance du repas, pendant un mois.

■ Et Oligo-essentiels® chrome :

- Présentation : flacon de quarante-cinq ml de solution buvable.
- Posologie : une dose par jour dans un peu d'eau, pendant un mois.

■ Vous pouvez également faire une cure complète de minéraux au moyen de Hydroxydase® :

- Composition : eau minérale naturelle riche en minéraux.
- Présentation : coffret-cure de vingt flacons de vingt ml.
- Posologie : un flacon deux fois par jour pendant dix jours.

Les vitamines

Essentiellement des POLYVITAMINES (voir page 90).

■ Vous pouvez vous aider d'un mélange de vitamines B, C, E et de nombreux minéraux comme par exemple totAZed®.

- Présentation : boîte de soixante gélules.
- Posologie : une gélule le matin et à midi.

Le complément naturel

La LEVURE DE BIÈRE (voir plus haut pour un développement plus complet).

Elle est un complément alimentaire riche en chrome et en vitamines du groupe B, par conséquent intéressante pour calmer la sensation de faim et les envies de sucre.

- Vous la trouvez dans les magasins diététiques et en pharmacie sous forme de comprimés, capsules, paillettes... Vous en prenez une mesure-dose trois fois par jour.

Quelques aliments des problèmes de poids

Nous aurions pu classer ici les aliments allégés en matières grasses mais plusieurs études scientifiques semblent montrer que leurs utilisateurs(trices) mettent en place en même temps un comportement de compensation, qu'ils(elles) font plus volontiers des écarts à base de chocolat ou de produits sucrés (gâteaux secs...), ce qui est plutôt ennuyeux.

Les régimes à base d'ananas, cosses de haricot, pamplemousse, raisin... présentés comme faisant fondre spécifiquement la graisse et éliminer les toxines... apportent en fait quasi exclusivement des sucres ; ils sont par consé-

quent systématiquement suivis d'une reprise de poids à l'arrêt de ces privations par trop déséquilibrées et excesssives.
Les pâtes, fabriquées à partir de semoule de blé dur, sont riches en sucres lents. Les vitamines et sels minéraux qu'elles contiennent sont très solubles, mais malheureusement en grande partie éliminés avec l'eau de cuisson. Elles ont la réputation de faire grossir alors qu'elles sont relativement peu énergétiques : 100 grammes de pâtes cuites n'apportent environ que 100 calories. C'est la bonne gestion de leur accompagnement qui conditionne leur utilisation dans un régime-santé et leur digestibilité : un plat de pâtes aux herbes, Oui, des spaghettis à la Carbonara, Non.

Protocole de traitement naturel pour 15 jours

- Une dose de manganèse-cobalt matin et soir.
- Une dose de chrome par jour.
- Une dose de polyvitamines par jour.
- La mise au régime.

MÉNOPAUSE

Étape naturelle de la vie d'une femme, elle survient entre 45 et 55 ans, se définit par l'arrêt de la fonction de reproduction, se traduit concrètement par la disparition des règles, l'interruption définitive du fonctionnement de l'ovaire, la fin de la sécrétion de ses hormones. Les conséquences de cette carence sont bien connues avec un ensemble de signes bien typiques de cette période de la vie des femmes : les fameuses bouffées de chaleur, mais aussi la sécheresse vaginale responsable de douleurs au moment des rapports sexuels, la peau sèche, plus fine, plus terne, une tendance à la déprime voire à la dépression, auxquelles s'ajoutent deux éléments essentiels à plus long terme : une décalcification du squelette responsable de l'ostéoporose, et une augmentation du risque cardio-vasculaire.

Les oligo-éléments

Le CALCIUM pour lutter contre l'ostéoporose (voir plus haut).

Le MAGNÉSIUM contre les troubles nerveux.
■ Il peut être administré sous forme de médicaments tels que Granions® (ampoules buvables), Oligo-essentiels® (solution buvable), Oligogranul® (granules à sucer), Oligosol® (ampoules perlinguales), Oligostim® (comprimés à sucer)...
- Posologie : une prise de magnésium, trois fois par jour, pendant quelques semaines.
■ Vous pouvez également vous aider d'un magnésium plus dosé en recourant à des médicaments tels que Magnogène®, Mégamag®, Spasmag®.. : la posologie moyenne est de deux ou trois gélules (ou doses) par jour.

Le ZINC pour son rôle antioxydant.
■ Il existe en pharmacie sous de nombreuses formes et présentations : Granions® (ampoules buvables), Microsol® (flacons unidoses buvables), Oligo-essentiels® (solution buvable), Oligogranul® (granules à sucer), Oligosol® (ampoules perlinguales), Oligostim® (comprimés à sucer)...
- Posologie : une dose de l'un de ces produits, une ou deux fois par jour.

Les vitamines

La VITAMINE A pour éviter le dessèchement de la peau.
La VITAMINE D pour améliorer l'assimilation du calcium.
La VITAMINE E pour son rôle antioxydant.
■ Vous pouvez vous aider de Bioptimum® femme qui contient du bêtacarotène, les vitamines B1, B2, B3, B5, B6, B8, B9, B12, C, E, du calcium, magnésium, zinc.
- Présentation : boîte de soixante comprimés.
- Posologie : deux comprimés au petit déjeuner.

Les acides gras essentiels et indispensables

Certains acides gras (oméga-3) présents surtout dans les poissons gras (anguille, flétan, hareng, maquereau, rouget, sardine, saumon, thon, truite, turbot...) renforcent la fluidité des membranes cellulaires et préviennent le vieillissement cellulaire.
D'autres acides gras (oméga-6) surtout

concentrés dans les huiles de tournesol, maïs, pépins de raisin, soja... interviennent sur la régulation hormonale, améliorent en particulier les bouffées de chaleur et les troubles de l'humeur.

Les aliments naturels

Les HARICOTS SECS et surtout le SOJA, qui contiennent des substances aux propriétés voisines des œstrogènes et dénommées «phyto-œstrogènes», diminueraient les malaises liés à la ménopause et en particulier les bouffées de chaleur mais sans les inconvénients des hormones. Une étude scientifique récente explique le fait que les Japonaises sont peu sujettes à ces symptômes gênants parce qu'elles consomment ces légumes très fréquemment.

Le soja, plante de culture grimpante, probablement née en Mandchourie, a brutalement gagné l'Occident au XVIIIe siècle après cinq mille ans de tradition asiatique. Sa culture a supplanté le maïs dans de nombreux États des États-Unis, qui en sont d'ailleurs devenus le premier producteur mondial.

Le soja est à présent cultivé de façon intensive presque partout dans le monde, mais il nécessite toutefois un climat chaud pour pousser. Le fruit est une gousse renfermant des graines ; celles-ci sont battues à maturation ; les haricots de soja contiennent les principes actifs.

Si en France, la consommation de cette légumineuse reste modeste en dehors des restaurants et traiteurs chinois, elle s'implante doucement mais sûrement sous d'autres formes diverses et variées : biscuits, crèmes desserts, galettes, lait, yaourts...

- Prescription du soja : des produits nouveaux apparaissent chaque semaine et contiennent le plus souvent de 30 à 75 mg d'isoflavones de soja.

■ Vous pouvez vous aider de Gynosoja® :

- Présentation : boîte de trente comprimés, dont chacun contient 37,5 mg d'isoflavones.
- Posologie : un comprimé par jour.

Le complément naturel de la femme

L'ONAGRE.

Originaire de Virginie en Amérique du Nord, elle est importée en Europe au XVIIe siècle où elle fait sa première apparition dans un jardin de Padoue. Parée de propriétés curatives quasi magiques, elle est d'abord réservée au roi, avant de voir son usage se démocratiser très progressivement. Elle est surnommée «Belle de nuit» car ses fleurs jaunes s'ouvrent dans la soirée. Elle est cultivée pour l'huile extraite de ses graines.

- Propriétés : elle est surtout intéressante chez la femme pour son activité anti-inflammatoire, qui lui permet de traiter aussi bien le syndrome prémenstruel (déprime, irritabilité, tensions mammaires, douleurs abdominales, rétention d'eau, maux de tête...) que les troubles inhérents à la ménopause (bouffées de chaleur, problèmes de peau, troubles de l'humeur).
- Mode d'emploi : l'huile, extraite par première pression à froid de la graine, se présente le plus souvent sous forme de capsules vendues en pharmacie : chacune d'elles contient entre 400 et 600 mg d'huile.

■ Vous pouvez vous aider de Bioléine® qui contient huile d'onagre vierge et vitamine E.

- Présentation : boîte de cinquante capsules.
- Posologie : deux capsules matin et soir à démarrer la semaine précédant les règles, à continuer jusqu'à celles-ci pendant la période précédant le début de la ménopause ; deux capsules par jour lors d'une ménopause définitive.

Protocole de traitement naturel pour 15 jours

- Des haricots verts, du lait de soja.
- Des poissons gras trois fois par semaine.
- Deux capsules d'onagre par jour.

VIEILLISSEMENT

Le caractère inéluctable de ce phénomène n'empêche toutefois pas les chercheurs de tenter de le reculer, avec en filigrane l'idée de repousser la mort elle-même. De nombreuses équipes travaillant sur les moyens de retarder cette échéance sont à l'origine de la révolution des antioxydants (voir chapitre suivant), ce qui laisse augurer pour un avenir très proche des progrès décisifs dans la compréhension et la prise en charge de cette dernière étape de la vie.

Les oligo-éléments

Le SÉLÉNIUM.

■ Vous pouvez vous aider de Actymine®, mélange d'huiles végétales poly-insaturées (bourrache, noix, pépins de raisins), de vitamines A, C, E, de sélénium, de zinc...
- Présentation : boîte de trente capsules.
- Posologie : une capsule par jour.

Le ZINC.

■ Il existe sous de nombreuses formes et présentations : Granions® (ampoules buvables), Microsol® (flacons unidoses buvables), Oligoessentiels® (solution buvable), Oligogranul® (granules à sucer), Oligosol® (ampoules perlinguales), Oligostim® (comprimés à sucer)...
- Posologie : une dose de l'un de ces produits, une à deux fois par jour.

Les vitamines

Principalement A, B6, B9, B12, C, E.

■ Vous pouvez vous aider de Bétasélen® :
- Composition : bêtacarotène, vitamines C et E, sélénium, zinc.
- Présentation : boîte de cinquante gélules.
- Posologie : une gélule par jour.

Les aliments naturels

Tournez-vous vers l'alimentation antioxydante. Choisissez régulièrement parmi les douze fruits et légumes de la longévité : ail, avocat, brocoli, carotte, chou, épinard, oignon, orange, pamplemousse, raisin, soja, tomate.
L'ail est utilisé depuis l'Antiquité pour ses vertus tonifiantes. Des travaux scientifiques récents ont montré qu'il protégeait contre certains cancers digestifs, pouvait ralentir la progression de la maladie déjà déclarée, possédait des propriétés protectrices et même curatives contre les maladies cardio-vasculaires en diminuant le cholestérol sanguin et la tension artérielle, en prévenant la formation de caillots, en réduisant le risque de récidive chez les patients ayant déjà fait un infarctus.
Vous pouvez recourir au thé qui, pour les Orientaux, n'est pas seulement une boisson mais surtout un élixir de longue vie, efficace contre de nombreuses maladies chroniques. Les travaux les plus récents ont confirmé son rôle antioxydant qui explique probablement ses effets bénéfiques.
- Sa teneur en caféine n'est pas nulle, puisqu'elle est voisine de l'Arabica, mais les tanins la précipitent dans l'estomac et limitent ainsi son absorption. Un thé qualifié de léger, qui a infusé peu de temps, contient paradoxalement plus de caféine qu'un thé fort, qui a infusé longtemps. Celui-ci est plus foncé, plus amer, mais renferme moins d'excitant.

Les 12 recommandations de l'alimentation-longévité

- Diminuez globalement la consommation de graisses saturées, de produits laitiers non écrémés, de margarine...
- Restreignez la consommation de viande et remplacez trois fois par semaine par du poisson.
- Donnez la préférence aux poissons gras : anguille, flétan, hareng, maquereau, rouget, sardine, saumon, thon, truite, turbot...
- Évitez grillades et fritures.
- Recourez aux céréales complètes.
- Consommez trois légumes et deux fruits différents chaque jour.
- Choisissez volontiers parmi les 12 aliments-santé : ail, avocat, brocoli, carotte, chou, épinard, oignon, orange, pamplemousse, raisin, soja, tomate.
- Absorbez une cuiller à soupe d'huile d'olive et de colza chaque jour.
- Ajoutez de l'ail à vos plats.
- Freinez la consommation de sel.
- Faites-vous plaisir avec un verre de vin (et pas plus) à chaque repas.
- Buvez une ou deux tasses de thé chaque jour.

PRÉVENIR LES MALADIES

Les études concernant l'impact de l'alimentation sur la santé et l'espérance de vie se sont multipliées depuis une trentaine d'années, et nous savons à présent que les aliments que nous absorbons chaque jour permettent non seulement à l'organisme de fonctionner mais influencent directement notre état de santé : la forme, le bien-être, la vitalité, la longévité, dépendent en effet de la quantité et surtout de la qualité de notre nourriture.

La prévention et le traitement de la plupart des maladies, même graves, justifient d'apports variés et équilibrés en «nutriments» (sucres, graisses, protéines), suffisamment riches en «micronutriments» (minéraux, vitamines...). Il n'existe d'ailleurs pratiquement aucune situation médicale, dans laquelle n'interviennent au moins partiellement des recommandations alimentaires simples, prenant pour base le régime crétois, comprenant une supplémentation en vitamines et minéraux à visée principalement antioxydante, et une complémentation avisée et le plus souvent nécessaire, pour soutenir et renforcer les systèmes de défense, faciliter les capacités de récupération, éviter les maladies ou en minimiser les conséquences.

Cette notion d'alimentation-santé ainsi définie s'est progressivement dégagée. Elle est actuellement une réalité établie et incontestable pour préserver la santé, renforcer l'immunité et la vitalité, influencer la longévité.

RADICAUX LIBRES ET ANTIOXYDANTS

La théorie dite des «radicaux libres et des antioxydants» date de 1956, nous vient des États-Unis, est à l'origine d'un décryptage différent de la survenue des maladies et des effets toxiques des médicaments.

Pas une semaine ne s'écoule sans que de nouvelles données nous soient apportées sur ce phénomène qui s'est imposé progressivement et a révolutionné certaines de nos conceptions médicales. Il est d'ailleurs actuellement tout à fait impossible d'aborder les liens entre la nutrition et la santé sans évoquer ces notions qui permettent de mieux comprendre et surtout prendre en charge les maladies graves et le vieillissement.

La maladie, l'association de trois types de phénomènes

La lésion initiale, à l'origine de la maladie, puis l'installation des symptômes dans l'organisme, résultent de la combinaison et/ou la succession de trois phénomènes, le contact, le dépôt, la destruction, en réponse à un agent agresseur variable.

Le contact trop fréquent avec des agents toxiques et agressifs fragilise les tissus riches en graisses, les durcit et peut leur occasionner des lésions ou entraîner leur rupture. À l'intérieur des vaisseaux, le cholestérol, tel de la rouille, se dépose, leur enlève leur souplesse (athérosclérose), les vieillit prématurément, les abîme, gêne leur fonctionnement en augmentant les résistances, entrave la circulation sanguine normalement fluide, et peut même finalement presque totalement l'empêcher.

La libération des radicaux libres lors de l'agression des graisses de la membrane cellulaire, sa modification ou sa destruction, la fabrication de «rouille», peuvent se produire à n'importe quel endroit de l'organisme, entraînant alors l'apparition des symptômes des maladies.

Si l'attaque a lieu au niveau des articulations, elle est responsable des poussées douloureuses et du gonflement que tous les rhumatisants connaissent bien, si elle se produit sur le cristallin, elle est responsable de son opacification (cataracte). Le moyen naturel de défense existe : il est constitué des antioxydants, ainsi nommés parce qu'ils préviennent ou neutralisent la réaction d'oxydation à l'origine de tout le processus.

La santé, résultante d'un équilibre

La plupart des maladies trouvent leur origine dans un mauvais équilibre entre des radicaux libres fabriqués en excès, et des antioxydants apportés en quantité insuffisante. Le système « radicaux libres/antioxydants », de moins en moins performant avec les années, est ainsi responsable des stigmates du vieillissement.

Ce sont initialement les espoirs suscités par la possibilité de freiner ce phénomène naturel qui ont été à l'origine du succès de cette théorie, avant que ne soient reconnus son implication et son intérêt dans la prévention et la prise en charge des maladies.

La matière vivante est composée de molécules, elles-mêmes constituées d'atomes entourés d'électrons normalement réunis par paires. Sous l'action de l'oxygène, du tabac, de l'alcool, des ultraviolets du soleil, de certains médicaments, d'une alimentation déséquilibrée..., ces atomes ou ces molécules peuvent se retrouver provisoirement avec un nombre impair d'électrons, ce qui les rend «instables» et «agressifs».

Ce sont les radicaux libres qui, pour s'accoupler, déclenchent une véritable réaction en chaîne en attaquant la membrane cellulaire des structures voisines. Celle-ci joue un rôle important puisque c'est à son niveau que se font les échanges, qu'entrent les nutriments et sortent les déchets, que se produisent à la fois les réactions de défense et de régulation générale de l'organisme. Cette membrane fonctionne grâce aux acides gras essentiels qui la constituent, et aux antioxydants qui la protègent. Si elle est endommagée ou modifiée dans sa structure, elle ne joue plus son rôle protecteur, et la maladie peut s'installer.

LES RADICAUX LIBRES

Les chercheurs de l'association des producteurs de caoutchouc britanniques, en s'intéressant au phénomène du rancissement de l'huile et du beurre, ont compris comment se formaient respectivement la rouille et les craquelures sur un pneu. En faisant le rapprochement entre ce qu'ils observaient sur la matière inerte et la dégradation inéluctable des cellules vivantes de notre organisme, ils ont les premiers parlé de radicaux libres, de fragments instables, de réactions en chaîne...

Cette théorie, évoquée il y a près d'un demi-siècle, a séduit très progressivement la communauté scientifique, qui s'en est finalement emparée très récemment. Elle a permis d'avancer des explications sur le vieillissement et de mieux appréhender les mécanismes successifs de survenue et d'aggravation de nombreuses maladies. Elle a surtout ouvert un pan dans la médecine d'aujourd'hui et de demain en proposant à la fois une prévention inédite et intelligente et une prise en charge simple et véritablement efficace.

Le phénomène du vieillissement est directement lié à l'activité des radicaux libres. Avec le temps, leur production s'accroît, les structures cellulaires sont oxydées les unes après les autres, plus ou moins rapidement selon la qualité des défenses restantes : les vaisseaux se sclérosent, la peau perd de sa souplesse et se ride, la mémoire se grippe... sous leur effet progressivement destructeur. Les antioxydants, en renforçant le dispositif de contrôle et d'élimination des radicaux libres, ralentissent ce processus ou le retardent.

La production des radicaux libres : phénomène normal ou pathologique ?

Les radicaux libres existent naturellement et permettent aux cellules de se défendre contre les virus ou les bactéries : leur production est toutefois contrôlée par des systèmes naturels de protection qui les détruisent au fur et à mesure de leur apparition. Certains facteurs comme le tabac, l'alcool, la pollution, les rayons X et même les rayons du soleil peuvent par contre générer leur apparition en grand nombre avec des conséquences néfastes à présent mieux connues.

La formation des radicaux libres n'est donc pas un phénomène pathologique mais peut le devenir par son intensité ou sa répétition ; là aussi seul l'excès est nuisible. Comme des dominos qui, une fois donnée l'impulsion initiale, déclenchent une cascade de chutes en série, ils peuvent, si rien ne vient les en empêcher, provoquer un nombre de plus en plus grand de réactions d'oxydation : celles-ci vont altérer directement et plus ou moins profondément les cellules allant même jusqu'à entraîner leur mort.

Une étude effectuée en Finlande entre 1966 et 1984 a mis en évidence une relation entre l'abaissement des taux sanguins de vitamine E et de bêtacarotène et l'augmentation de fréquence des cataractes, une consommation accrue en bêtacarotène ou en vitamine E permettant de réduire significativement le nombre des cas. La concentration en vitamine C à l'intérieur du cristallin, normalement vingt à quarante fois supérieure à la concentration sanguine, est abaissée au cours de la cataracte : une action protectrice sur le cristallin semble pouvoir être obtenue grâce à une supplémentation de 300 mg de vitamine C par jour.

Quelques maladies liées aux radicaux libres

En s'attaquant aux protéines, aux acides nucléiques, aux acides gras polyinsaturés de tous les tissus, les radicaux libres sont responsables ou aggravent :

- Cancers.
- Maladies cardio-vasculaires : phénomènes de thromboses, athérosclérose...
- Maladies nerveuses, problèmes de mémoire...
- Maladies neurologiques : sclérose en plaques, sénilité, démence, Alzheimer...
- Maladies digestives, hépatiques (cirrhose)...
- Maladies liées au métabolisme du sucre : diabète, obésité...
- Maladies rhumatismales : arthrose, polyarthrite...
- Maladies infectieuses...
- Maladies de peau...
- Cataracte.

Les radicaux libres émis lors des étapes de la production d'énergie sont le plus souvent des formes agressives de l'oxygène. Ils sont à la base des affections cardio-vasculaires, des maladies chroniques dites «dégénératives» (Alzheimer, Parkinson, rhumatismes déformants...), du vieillissement. Ils peuvent, s'ils ne sont pas contrôlés, endommager ou détruire de nombreuses cellules de l'organisme, et en particulier s'attaquer au code génétique.

De très nombreuses réactions chimiques indispensables à la vie génèrent des radicaux libres mais leurs effets sont compensés par la présence d'antioxydants. Lorsque la concentration des radicaux libres monte ou lorsque celle des antioxydants baisse, une atteinte de la cellule peut se produire, avec ses conséquences plus ou moins graves pour la santé.

LES ANTIOXYDANTS

Toute substance susceptible de prévenir, réduire, ou réparer les dégâts occasionnés par les radicaux libres répond à la définition d'un antioxydant. Nous allons donc trouver ici des substances ou molécules diverses, présentes en plus ou moins grandes quantités dans toutes les cellules, chargées comme leur nom le suggère de freiner ou d'empêcher le phénomène d'oxydation à l'origine des dommages causés par les radicaux libres. Leur absence ou leur déficience laisse la porte libre à ceux-ci, avec des conséquences parfois graves pour la santé.

Organisation de ce système de défense

Des radicaux libres étant produits à tout moment lors du fonctionnement physiologique de l'organisme, celui-ci dispose pour s'y opposer de plusieurs lignes de défense dont l'organisation quasi militaire est très impressionnante. Ces éléments de défense, tout comme les radicaux libres, sont d'origine interne déjà présents dans le corps, ou d'origine externe apportés par l'alimentation.

■ Les antioxydants d'origine interne :

Toutes les cellules de l'organisme sont pourvues d'un système indispensable de contrôle et de lutte contre les radicaux libres en excès. De nombreux piégeurs ou capteurs de radicaux libres existent, mais trois systèmes enzymatiques d'inhibition sont actuellement bien connus, et se détachent de façon indiscutable :

- La S.O.D. (superoxyde dismutase) est le premier de ces moyens de défense naturels. Elle est d'une extrême importance car elle est capable de bloquer tout le processus dès le départ. Elle existe sous deux formes différentes : l'une nécessite du manganèse et l'autre du cuivre et du zinc pour fonctionner de façon optimale, ce qui souligne déjà l'intérêt de ces trois oligo-éléments dans l'équilibre « radicaux libres/antioxydants ».
- La catalase est la seconde ligne de défense, complémentaire de la précédente. Le magnésium nécessaire à la fixation de l'énergie au niveau musculaire joue le rôle de catalyseur ou de cofacteur de cette réaction. Sa présence est tout aussi indispensable que celle des trois autres minéraux de la S.O.D.
- La G.P.O. (ou glutathion peroxydase) est elle aussi nécessaire aux réactions de défense de l'organisme. Cette enzyme nécessite du sélénium pour fonctionner : si cet élément n'est pas présent en quantité suffisante, elle ne se forme même pas.

Nous pouvons donc confirmer, au travers de la théorie radicalaire, les rôles essentiels de défense de l'organisme du cuivre, du magnésium, du manganèse, du sélénium et du zinc, que nous avons traités dans le chapitre «Les oligo-éléments».

■ Les antioxydants d'origine externe :
Ils contribuent eux aussi à stimuler les défenses de l'organisme :

- La première ligne est constituée par les vitamines E, A et C, le « trio de choc » de notre santé. La première est la plus importante car elle protège de l'oxydation les membranes des éléments du sang (globules rouges et blancs, plaquettes) et les lipoprotéines circulantes. Chez une personne en bonne santé, les radicaux libres, s'ils ne sont pas produits en trop grand nombre, sont quasiment tous «piégés» dès leur formation. Certains échappent à cette capture et peuvent s'en prendre aux graisses des membranes. La vitamine E, très liposoluble, est présente en grandes quantités à ce niveau. Bien qu'elle soit moins efficace que le lycopène ou le bêtacarotène, sa concentration extrêmement importante dans le plasma en fait le principal antioxydant. Les vitamines A et C jouent simplement un rôle d'allié.
- La seconde ligne, constituée principalement du sélénium et à un degré moindre du zinc, possède elle aussi une action préventive ou protectrice qui peut aider ou suppléer la précédente.

Nous voyons donc confirmé le rôle essentiel pour la santé de certains minéraux et vitamines apportés par l'alimentation. Cette liste n'est bien sûr pas close car les recherches continuent et progressent régulièrement. Mais nous savons d'ores et déjà intervenir pour freiner la production des radicaux libres par des mesures d'hygiène d'évitement (soleil, pollution atmosphérique ou industrielle, tabac, stress, médicaments...) ou nous opposer à leurs effets en privilégiant l'apport des aliments riches en antioxydants, leurs ennemis intimes. La santé justifie par conséquent de surveiller à la fois son mode de vie et son alimentation.

Il est possible de protéger ses cellules :

- contre les toxiques grâce à la vitamine C et à un degré moindre le magnésium ;
- contre une production exagérée des radicaux libres grâce à la vitamine E, puis aux vitamines C et A (surtout lycopène) ;
- en augmentant les mécanismes de détoxication grâce au glutathion et à la vitamine C.

DEUX GRANDS FACTEURS ALIMENTAIRES DE DÉFENSE DE L'ORGANISME

Sans entrer dans les détails de l'alimentation-santé largement traitée dans un autre ouvrage (*Alimentation antioxydante*, éditions Marabout), il nous paraît néanmoins important d'insister sur le rôle fondamental des acides gras essentiels et des fruits et légumes dans le maintien de l'équilibre qui définit la santé.

LES ACIDES GRAS DITS «ESSENTIELS»

L'huile de foie de morue est utilisée de façon empirique depuis fort longtemps, à la fois contre le rachitisme bien sûr mais également contre les problèmes de peau.

C'est dans les années 1930 qu'est fait le rapprochement entre l'apparition de certains eczémas et un déficit en acides gras dits «essentiels», appelés d'ailleurs dans un premier temps «vitamines F».

Ces substances sont en effet vitales pour l'organisme qui ne sait pas les fabriquer. Mais comme elles doivent être apportées en grandes quantités, contrairement à une vitamine, cette dénomination a été abandonnée : elle a eu toutefois le mérite de souligner l'importance de ce groupe de corps gras.

Rôle des acides gras essentiels

Ils interviennent sur l'équilibre du système nerveux, la qualité de la peau et des phanères (cheveux, ongles), la régulation hormonale et métabolique (diabète, cholestérol...), la sexualité, la circulation du sang (action fluidifiante grâce à un rôle anti-agrégant sur les plaquettes).

L'absence des acides gras essentiels, observée chez des malades de réanimation nourris par voie intraveineuse ou chez des nouveau-nés alimentés exclusivement avec du lait de vache, est responsable de troubles de la croissance ou de manifestations cutanées parfois graves.

«Bonnes» et «mauvaises» graisses

Il existe schématiquement comme pour le cholestérol de mauvais acides gras dits «saturés», responsables de nombreux problèmes de santé, de «bons» acides gras dits insaturés, qui protègent l'organisme.

De façon plus précise, ces graisses sont réparties en quatre groupes :
- les acides gras saturés.
- les acides monoinsaturés.
- les acides polyinsaturés oméga-6.
- les acides polyinsaturés oméga-3.

Attention : l'apport de graisses est actuellement trop important, autour de 40 % de la ration alimentaire, il ne respecte pas les proportions idéales de 25 % d'acides gras saturés, 25 % de polyinsaturés, 50 % de mono-insaturés.

■ Les acides gras saturés :

Ils possèdent un rôle purement énergétique apportant beaucoup de calories sous un faible volume. En France, ces acides gras d'origine principalement animale, au rôle athérogène avéré (dépôt de plaques d'athérome sur la paroi des vaisseaux), sont très prisés puisque leur consommation représente près de la moitié des graisses absorbées.

Ils favorisent le surpoids et l'apparition du diabète, ils augmentent les chiffres du cholestérol et des triglycérides, ils élèvent la fréquence des maladies cardio-vasculaires (athérome, agrégation plaquettaire, thrombose...), ils interviennent dans les phénomènes inflammatoires et probablement dans la survenue de certains cancers (une alimentation riche en graisses saturées favoriserait la prolifération et le volume des tumeurs du sein...).

■ Les acides gras monoinsaturés (A.G.M.I.) :

À la différence des acides gras saturés, les acides gras monoinsaturés ont une action bénéfique sur la santé : ils interviennent favo-

rablement dans le métabolisme du cholestérol, ils aident la vésicule à se débarrasser du cholestérol en excès, ils sont protecteurs des maladies cardio-vasculaires.
Leur chef de file est l'acide oléique, dont la source principale est l'huile d'olive, mais on trouve également ces acides gras monoinsaturés dans l'huile de colza, l'amande, l'avocat, le confit de canard et d'oie, le foie gras, la noix de Macadamia, la volaille et même le porc.

■ Les acides gras polyinsaturés (A.G.P.I.) :
Ils sont très importants puisque deux d'entre eux sont essentiels et plusieurs indispensables.
Ils jouent un rôle fondamental dans la construction et le fonctionnement des cellules dont ils constituent une grande partie de la membrane, assurant même son étanchéité et ses échanges avec l'extérieur et les cellules voisines. Ils sont le maillon faible, la cible qu'attaquent les radicaux libres lors du « stress oxydatif ».
Ils interviennent dans le métabolisme des graisses en diminuant les chiffres du cholestérol et des triglycérides, en améliorant favorablement le rapport entre le bon (H.D.L.) et le mauvais (L.D.L.), ils stimulent les défenses de l'organisme, ils nourrissent la peau, lui donnant un meilleur aspect, et réparent les tissus, ils aident les cellules nerveuses, en fabriquant la lécithine et la myéline, gaine isolante de la fibre nerveuse, ils améliorent l'apprentissage et la mémoire, participent à la qualité de la vision, ils préviennent enfin les maladies cardio-vasculaires et le cancer, ce qui leur vaut de figurer en très bonne place parmi les aliments-santé.

■ Les acides gras polyinsaturés oméga-6, dont le chef de file est l'acide linoléique, se trouvent dans les huiles (arachide, colza, maïs, noix, pépins de raisins, soja+, tournesol++), les germes de céréales (blé)... L'excès de ces graisses serait toxique pour le cœur et les vaisseaux et favoriserait la survenue de certains cancers.

■ Les acides gras polyinsaturés oméga-3, dont le chef de file est l'acide alpha-linolénique, se trouvent surtout dans les poissons gras (anchois, anguille, flétan, hareng, maquereau, sardine, saumon, thon, truite) mais aussi dans les huiles (colza, lin, noix, soja), les fromages de brebis ou de chèvre, les légumineuses (soja), les oléagineux (noisette, noix), le pourpier...
Ils seraient apportés de façon insuffisante (150 à 200 mg par jour alors qu'il faudrait entre 750 mg et 1,25 gramme) alors qu'ils protègent l'organisme contre nombre de maladies principalement cardio-vasculaires par une action anti-thrombose et une amélioration de la circulation.

Quelques conséquences pratiques
- Faites attention à l'ensemble des graisses saturées : charcuteries, fromages, laitages, pâtisseries, viandes grasses (agneau, mouton, porc).
- Préférez globalement les graisses crues aux graisses cuites, évitez sauf occasion exceptionnelle les aliments frits.
- Utilisez surtout un mélange à parts égales d'huiles d'olive et de colza.
- Recourez aux pâtes à tartiner type Primevère® ou Omégaline®, plutôt qu'à la margarine.
- Choisissez votre lait totalement écrémé.
- Préférez les fromages de brebis ou de chèvre.
- Mangez des poissons gras, trois fois par semaine (anguille, flétan, hareng, maquereau, rouget, sardine, saumon, sprat, thon, truite, turbot...).
- Vous pouvez manger de l'avocat (sans mayonnaise) une fois par semaine.
- Faites-vous plaisir sans culpabiliser, avec une tranche de foie gras, de temps en temps.

LES FRUITS ET LÉGUMES

Depuis la découverte des radicaux libres et des antioxydants, les fruits et légumes sont devenus des aliments extrêmement importants et pas seulement une source de sucres, de minéraux, de vitamines, de fibres.
Ils jouent en effet un rôle de protection contre de nombreuses maladies même graves : leur domaine d'activité augmente un peu plus chaque jour, puisque des travaux récents viennent de confirmer l'efficacité d'une consommation variée de fruits et légumes dans la prévention du diabète, des maladies cardio-vasculaires, du cancer.

Un rôle protecteur indiscutable

La consommation de fruits et légumes offre l'avantage de favoriser la mastication, d'induire plus rapidement la satiété, de ralentir la vitesse de digestion des nutriments, de lutter contre la constipation comme le font les céréales, de favoriser la présence d'une flore de défense efficace tout au long de l'intestin, d'enrichir son contenu en substances antioxydantes protectrices des maladies et en particulier du cancer.
Les vitamines, caroténoïdes, flavonoïdes, tanins... qu'ils contiennent, cette liste s'allonge régulièrement, leur confèrent une activité antioxydante intéressante à la fois pour la protection des vaisseaux et la prévention du cancer.
Un nombre suffisant d'études convaincantes confirme l'intérêt de la consommation de fruits et légumes. Certains aliments comme l'ail, l'oignon, le chou, riches en soufre, sont de grands anti-infectieux connus de longue date.
Les haricots, les lentilles, le soja... qui contiennent des substances dites «phyto-œstrogènes», en quelque sorte des hormones naturelles, améliorent certains des symptômes désagréables de la ménopause.

LES COMPLÉMENTS-SANTÉ

Ce sont des concentrés naturels de bien-être et de vitalité, riches en micronutriments, destinés à renforcer et dynamiser vos apports en vitamines et minéraux. Ils sont actuellement une quasi-nécessité, même s'ils ne doivent pas être consommés strictement en permanence.
Vous allez par conséquent les réserver à des périodes de fatigue, de surmenage, d'examens, d'épreuves sportives, de convalescence, aux changements de saison... ou lorsque apparaissent des symptômes qui peuvent vous laisser penser que vous épuisez vos réserves.
Nous avons développé principalement la bourrache, la gelée royale, les germes de blé, le ginseng, la lécithine, la levure de bière, l'onagre, le pollen, le vinaigre de cidre... dans le chapitre «Les maladies», auquel nous vous renvoyons.
Vous pouvez trouver ces compléments alimentaires dans les pharmacies, les parapharmacies, les magasins diététiques, et à présent dans les rayons spécialisés de la plupart des grandes surfaces.
Nous vous conseillons de les intégrer à une nourriture variée et équilibrée, qu'ils complètent mais ne remplacent pas.
Des modifications du mode de vie avec en particulier des mesures d'évitement (alcool, tabac, additifs chimiques, bronzage intensif...), le choix de certaines graisses (huile d'olive, poissons...), l'élimination de certaines autres (saturées...), la consommation quotidienne de fruits et légumes, une supplémentation en minéraux et vitamines, des compléments alimentaires constituent un pas de géant indispensable vers une «alimentation-santé», telle que nous la préconisons.

MISE EN ŒUVRE DU PROGRAMME « SANTÉ AU NATUREL »

Puisque vous arrivez au terme de ce livre, vous savez à présent qu'une alimentation variée et équilibrée telle qu'elle est réalisée par le régime crétois ou méditerranéen, renforcée par un apport optimal en vitamines et oligo-éléments, éventuellement additionnée de quelques compléments alimentaires bien choisis, est la meilleure des méthodes pour atteindre votre objectif initial de «santé au naturel». Feuilletons ensemble nos ultimes recommandations.

Vous devez :

- Réduire les acides gras saturés : beurre et margarine, laitages (lait entier, crème fraîche++), viandes.
- Éviter les poisons, préférer le poisson.
- Consommer régulièrement des céréales complètes.
- Réduire les sucres rapides.
- Manger les fruits et légumes de saison.
- Ne consommer qu'une seule protéine par repas : viande, poisson ou œuf.
- Redécouvrir les légumineuses : fève, haricot, lentille, pois, soja...
- Éviter autant que possible les conserves, les additifs alimentaires.
- Éviter la cuisson à grand feu, à la cocotte-minute ou simplement trop longue des légumes.
- Utiliser l'huile d'olive et de colza même pour la cuisson des viandes et poissons, mais sans la faire fumer.
- Supplémenter avec les aliments riches en vitamines et minéraux.
- Recourir aux compléments alimentaires.
- Modérer le vin.
- Boire beaucoup d'eau.
- Ne pas abuser de café, préférer le thé.

LEXIQUE

Acide alpha-linoléique
Acide gras essentiel de la famille des oméga-6. Il est largement répandu dans notre alimentation, trop consommé d'ailleurs en France, puisqu'il est le constituant principal des huiles végétales courantes (maïs, tournesol). Il est transformé dans l'organisme en acide gamma-linolénique et en acide arachidonique.

Acide alpha-linolénique
Acide gras poly-insaturé de la famille des oméga-3. Il est bon pour la santé et la longévité, probablement un des éléments majeurs du «régime crétois» ou méditerranéen. On le trouve principalement dans les huiles de colza, de noix, de soja, dans le lait de soja, le pourpier. Il est également l'élément-santé des huiles de poissons.

Acides gras
Ils représentent l'élément principal des graisses de l'organisme. Ils sont un des constituants essentiels des membranes cellulaires et jouent un rôle de réserve énergétique... au grand désespoir des dames.

Acides gras mono-insaturés
Leur chef de file est l'huile d'olive. On les trouve également dans l'avocat, les oléagineux (noisettes et noix...), le foie gras... Ils font baisser le cholestérol et sont protecteurs des acides gras poly-insaturés, ce qui est une bonne chose.

Acide oléique
Acide gras mono-insaturé qui se trouve surtout dans les huiles d'olive et de colza mais également dans la graisse de canard et d'oie, participant ainsi au «French paradox». Il est bénéfique pour la santé car il est peu sensible à l'oxydation. Il réduit en outre la fragilité des graisses saturées à cette réaction chimique. Il possède enfin une action favorable sur le «bon» cholestérol.

Antioxydants
Ce sont les nutriments qui permettent de lutter contre le phénomène d'oxydation des cellules et la libération des radicaux libres.

Apports nutritionnels conseillés (A.N.C.)
Valeurs de référence fixées par un comité d'experts, destinées à éviter les carences dans la plus grande partie de la population. Une alimentation de qualité et variée ne suffit pas à couvrir les besoins de la totalité des Français, mais ces recommandations permettent de s'en approcher. Notons toutefois qu'ils ont été élaborés dans une optique de carence et pas de prévention-santé. Si bien que nous préconisons des doses souvent supérieures aux doses conseillées.

Apports quotidiens recommandés (A.Q.R.)
L'alimentation apporte des vitamines, des minéraux, des acides aminés, des acides gras... à doses variables. Chaque pays a fixé les quantités nécessaires ou A.Q.R. (Apports Quotidiens Recommandés), censés couvrir les besoins de la plus grande partie de la population, qu'il s'agisse des enfants, des adolescents, des femmes, des hommes ou des personnes âgées. Les études scientifiques confirment en France des apports très inférieurs à ces A.Q.R. pourtant déjà fixés trop bas.

Bêtacarotène
Substance de couleur rouge ou orangée présente dans la plupart des végétaux. Elle est très importante car elle se transforme en vitamine A dans l'organisme. Elle possède des propriétés anti-oxydantes.

Cocarcinogène
Facteur susceptible d'influencer l'apparition d'un cancer.

Flavonoïdes
Substances d'origine végétale présentes dans les fruits et légumes, le thé, le vin, qui exercent une action favorable sur le système circulatoire et possèdent des propriétés antioxydantes.

«French paradox»
Terme choisi par les Américains pour répondre à une de leurs grandes interrogations : «Pourquoi les Français si amateurs de bonne chère, de fromages, de vin ont-ils une des mortalités cardiovasculaires les plus basses des pays occidentaux ?» Cet ouvrage vous a, nous l'espérons, apporté la réponse.

Lycopène
Carotène présent en particulier dans la tomate. Il s'agit probablement d'un des antioxydants les plus puissants.

Microgramme
Un millionième de gramme. Nous utilisons l'abréviation «mcg».

Micronutriment
Molécule ou substance issue des aliments où elle est présente en très petites quantités, parfois à l'état de traces. Les micronutriments sont indispensables au bon fonctionnement de l'organisme.

Milligramme
Un millième de gramme. Nous utilisons l'abréviation «mg».

Molécule
Association d'au moins deux atomes reliés entre eux par des liaisons chimiques. La molécule est la plus petite fraction d'un corps pur mais elle en possède néanmoins déjà les propriétés.

Neurotransmetteur (neuromédiateur)
Molécule qui sert de signal de communication entre un neurone et une cellule spécialisée. Il existe actuellement plus d'une centaine de ces substances bien individualisées. Les plus étudiées sont l'acétylcholine, l'adrénaline, la dopamine, la sérotonine... responsables de l'appétit, l'émotion, l'éveil, l'humeur, la prise de décision... C'est donc de l'activité de ces substances que dépend notre équilibre psycho-affectif.

Nutriment
Terme ultime de la digestion des aliments qui peuvent alors être assimilés : les acides aminés, les acides gras, les minéraux, les vitamines sont des micronutriments. Les sucres, les graisses, les protéines sont considérés comme des macronutriments.

Oligo-élément
Métal ou métalloïde présent en très petites quantités ou à l'état de traces dans l'organisme. Une vingtaine d'entre eux sont essentiels à la vie. Si un seul de ceux-là vient à manquer, nous n'avons aucun moyen de survie. Notre alimentation doit donc les apporter en quantités et en qualité car nous ne savons pas les fabriquer. Certains comme les métaux lourds et toxiques (aluminium, mercure, plomb...) sont présents sans qu'on sache exactement pourquoi.

Oxydation
Combinaison d'un corps avec l'oxygène. Elle se traduit par la perte d'un électron, ce qui génère la mise en action des radicaux libres... et le début des ennuis.

Précurseur
Substance qui, introduite dans l'organisme, doit se transformer en une autre substance pour être utilisée. Le bêtacarotène est le précurseur de la vitamine A.

Protéines (ou protides)
Grosses molécules constituées d'un enchaînement savant d'acides aminés. Avec les graisses et les sucres, elles représentent la troisième source alimentaire d'énergie. L'organisme les utilise également pour construire, entretenir, réparer ses tissus. Il existe des protéines d'origine animale ou végétale qui doivent être combinées car elles sont complémentaires.

Radicaux libres
Espèce chimique qui possède un électron libre sur sa couche périphérique, ce qui lui confère une grande instabilité en l'incitant à rechercher d'autres molécules pour s'accoupler et leur donner ou leur prendre un électron... Cette opération va lui rendre la stabilité. Les radicaux libres participent aussi bien aux réactions de défense de l'organisme qu'à l'initiation de nombreuses maladies.

Stress oxydatif
Il est fonction de l'équilibre entre l'attaque par les radicaux libres et la défense de l'organisme par les antioxydants. Il rend compte des dommages causés par les premiers. Il peut actuellement être quantifié par des tests chimiques.

Supplémentation
Consommation ou prescription de nutriments en plus de ce qu'apporte l'alimentation.

Suvimax
Grande enquête épidémiologique destinée à vérifier les effets positifs d'une supplémentation en oligoéléments et vitamines. Elle a démarré en 1994, se déroule sur sept ans, porte sur 150 000 volontaires, est coordonnée par le Dr Serge Hercberg du Conservatoire National des Arts et Métiers (CNAM).

Vitamines
Substances organiques, sans valeur énergétique propre, nécessaires à l'organisme, agissant à faible dose. Nous ne savons pas effectuer leur synthèse, ce qui implique de les fournir dans l'alimentation. Quatorze substances sont reconnues comme vitamines. Les travaux actuels ne portent plus sur les carences responsables de certaines maladies (pellagre, scorbut, béribéri...) mais sur leur intérêt dans la prévention voire le traitement des maladies de civilisation (maladie cardio-vasculaire, cancer...).

INDEX

Imprimé en Italie par Milanostampa
Dépôt légal n°15786 / Octobre 2001
ISBN 2501 03573 9